现代肿瘤护理规范

刘　倩◎著

U0335331

吉林科学技术出版社

图书在版编目（CIP）数据

现代肿瘤护理规范 / 刘倩著. -- 长春 :吉林科学
技术出版社, 2019.10
　　ISBN 978-7-5578-6047-9

　　Ⅰ.①现… Ⅱ.①刘… Ⅲ.①肿瘤－护理 Ⅳ.
①R473.73

　　中国版本图书馆CIP数据核字(2019)第225525号

现代肿瘤护理规范
XIANDAI ZHONGLIU HULI GUIFAN

出 版 人　李　梁
责任编辑　李　征　李红梅
封面设计　山东道克图文快印有限公司
制　　版　山东道克图文快印有限公司
幅面尺寸　787mm×1092mm　1/16
字　　数　196千字
印　　张　8.5
印　　数　3000册
版　　次　2019年10月第1版
印　　次　2020年6月第2次印刷

出　　版　吉林科学技术出版社
发　　行　吉林科学技术出版社
地　　址　长春市福祉大路5788号出版集团A座
邮　　编　130000
发行部电话/传真　0431-81629529　81629530　81629531
　　　　　　　　　　81629532　81629533　81629534
储运部电话 0431-86059116
编辑部电话 0431-81629508
网　　址　http://www.jlstp.net
印　　刷　北京市兴怀印刷厂

书　　号　ISBN 978-7-5578-6047-9
定　　价　98.00元

前　言

肿瘤是人类的公敌,无论在国内还是在全球,肿瘤的发病率都在逐年攀升。随着肿瘤发病率的增加,国内各大综合性医院也纷纷开设了肿瘤专科病房,增加肿瘤专科的住院床位数,肿瘤护理人员数也随之大幅增加。为了保证患者安全和促进肿瘤护理学科的发展,肿瘤专科护士的临床专业技术也越来越重要。

本书共五章,介绍了临床常见肿瘤疾病的诊断与治疗方法,包括肿瘤患者常见症状的护理、肿瘤疼痛患者的护理、头颈部肿瘤患者的内科护理、胸部肿瘤患者的内科护理、乳腺癌患者的内科护理等内容。本书内容丰富,理论充分,实践真实,是一本很有价值的肿瘤护理实践参考书。

鉴于时间有限及作者水平所限,书中存在疏漏之处,恳请读者理解和指教。

编　者

目　　录

第一章　肿瘤患者常见症状的护理 ……………………………………………… (1)

第一节　恶心呕吐的护理 …………………………………………………… (1)

第二节　疲乏的护理 ………………………………………………………… (4)

第三节　口腔合并症的护理 ………………………………………………… (7)

第四节　腹泻、便秘的护理 ………………………………………………… (12)

第二章　肿瘤疼痛患者的护理 …………………………………………………… (15)

第一节　疼痛概述 …………………………………………………………… (15)

第二节　恶性肿瘤疼痛的评估 ……………………………………………… (17)

第三节　恶性肿瘤疼痛的治疗方法 ………………………………………… (21)

第四节　恶性肿瘤疼痛的护理 ……………………………………………… (31)

第三章　头颈部肿瘤患者的护理 ………………………………………………… (37)

第一节　口腔癌患者的护理 ………………………………………………… (37)

第二节　口咽癌患者的护理 ………………………………………………… (42)

第三节　下咽癌患者的护理 ………………………………………………… (44)

第四节　鼻咽癌患者的护理 ………………………………………………… (48)

第五节　喉癌患者的护理 …………………………………………………… (56)

第六节　鼻腔与鼻旁窦恶性肿瘤 …………………………………………… (62)

第七节　眼部恶性肿瘤患者的护理 ………………………………………… (69)

第四章　胸部肿瘤患者的护理 …………………………………………………… (74)

第一节　肺癌患者的护理 …………………………………………………… (74)

第二节　食管癌患者的护理 ………………………………………………… (90)

第三节　胸腺肿瘤患者的护理 ……………………………………………… (99)

第四节　胸腺癌 ……………………………………………………………… (102)

第五节　恶性胸膜间皮瘤患者的护理 ……………………………………… (105)

第五章　乳腺癌患者的护理 ……………………………………………………… (111)

第一节　乳腺癌概述 ………………………………………………………… (111)

第二节　乳腺癌患者的治疗与护理 ………………………………………… (113)

参 考 文 献 …………………………………………………………………………… (129)

第一章　肿瘤患者常见症状的护理

第一节　恶心呕吐的护理

一、恶心呕吐的定义

恶心是一种可以引起呕吐冲动的胃内不适感,是一种主观想吐的感觉。主要表现为上腹部的特殊不适感,常伴有头晕、流涎、脉搏缓慢、血压降低等迷走神经兴奋症状。

呕吐是膈肌、肋间肌、腹部肌肉强力收缩,使胸膜腔内压突然的增加并配合胃括约肌的放松而产生胃内容物或部分小肠内容物不自主地经贲门食管逆流至口腔被排出体外。

恶心为呕吐的前驱症状,二者都是大脑呕吐中枢接受刺激后产生的反应。当冲动刺激弱时,仅发生恶心,冲动刺激强时,则产生呕吐。

二、恶心呕吐产生的原因

(一)颅脑肿瘤

原发性或继发性颅脑肿瘤都可导致颅内压升高,引起喷射性呕吐。多无恶心,但伴有剧烈头痛、脑神经侵犯或受压症状,甚至有不同程度的意识障碍。

(二)消化道梗阻

如胃癌、肠癌、胰腺癌、腹膜后恶性肿瘤等阻塞或压迫消化道导致恶心呕吐。

(三)化学治疗

恶心呕吐是化疗药物最常见的不良反应,它的发生率及严重程度与化疗药物的种类、剂量、联合用药的数量、用药频率、给药途径及患者本身体质有关。约 70%～80% 接受化疗患者会出现恶心呕吐,10%～44% 出现期待性恶心呕吐。

(四)放射治疗

放疗引起的恶心呕吐主要与照射野的范围、照射剂量和照射部位相关,照射野在胸部和上腹部极易引起恶心呕吐。一般局部放疗发生恶心呕吐的概率为头颈部 10%、胸部 21%、腹部 60%～70%。上半身区域照射为 55%～88%,下半身放疗为 17%～56%,全身放疗为 57%～90%,下肢区域放疗不会发生恶心呕吐。

(五)精神、心理因素

恐惧、焦虑刺激高级神经中枢可引起恶心呕吐。条件反射也可造成恶心呕吐,如停电、某些声音、画面或闻到某种气味等。是由听神经、视神经、嗅神经到大脑皮质至呕吐中枢引起呕吐。

(六)其他

阿片类止痛药(如吗啡)由于刺激大脑中枢化学感受器,使胃排空迟缓而引起恶心呕吐,用药数天后,恶心呕吐逐渐减轻。另外,雌激素、洋地黄制剂及红霉素等抗生素均可引起恶心呕吐。肿瘤患者代谢紊乱如高钙血症、低钠血症等也可引起恶心呕吐。

三、化学治疗相关性恶心呕吐

(一)化疗引起恶心呕吐的机制

(1)化疗药物直接刺激胃肠道引起恶心、呕吐。

(2)血液中的化疗药刺激肠道壁嗜铬细胞释放 5-羟色胺(5-HT),5-HT 作用于小肠的 5-HT 受体,被激活后通过迷走神经传至第四脑室最后区的化学感受诱发区(CTZ),激活位于延髓的呕吐中枢引起恶心呕吐。

(3)5-HT 也可直接激活 CTZ 的 5-HT 受体,兴奋呕吐中枢。

(4)心理反应异常引起恶心呕吐。

(二)化疗引起恶心呕吐的分类及分级

1.化疗引起恶心呕吐的分类

(1)急性恶心呕吐:是指发生在给予化疗药物后 24 小时内发生的恶心呕吐,多发生于用药后 1~2 小时。通常这类恶心呕吐的程度最为严重。

(2)迟发性恶心呕吐:是指发生在给予化疗药物后 24 小时至第 5~7 天所发生的恶心呕吐。其严重程度较急性恶心呕吐轻,但持续时间较长,对患者的营养状况和生活质量造成恶劣影响。

(3)预期性恶心呕吐:常见于既往化疗期间恶心呕吐症状控制不良的患者,其特点是恶心呕吐常发生于化疗前或化疗给药的同时。也为条件反射所致,如患者看到医院的环境、医生及穿白大衣的人员即可诱发恶心呕吐。

2.化疗引起恶心呕吐的分级,临床分级一般采用三分法

(1)轻度:呕吐每日 1~4 次。

(2)中度:呕吐每日 5~9 次。

(3)重度:呕吐每日 10 以上。

(三)依据致吐的强弱将常见的化疗药可分为以下几类

1.高度致吐药

顺铂、达卡巴嗪、环磷酰胺($\geq 1g/m^2$)。

2.中度致吐药

卡铂、异环磷酰胺、多柔比星、紫杉醇、阿糖胞苷。

3.低度致吐药

依托泊苷、氨甲喋呤、氟尿嘧啶、长春碱、长春新碱、丝裂霉素。

四、恶心呕吐的防治与护理

近年来止吐新药的运用,使呕吐的控制取得明显效果如昂丹司琼为 5-HT 受体对抗剂,对强致吐药顺铂、多柔比星和放疗引起的呕吐效果显著。

(一)防治原则

(1)预防性给药。

(2)对呕吐发生的有关因素综合考虑,选择恰当的抗呕吐药物及剂量,如化疗药物的致吐

能力及剂量、患者的一般状况、年龄、经济承受能力等。

（3）恰当选择不同作用机制的抗呕吐药物联合应用，疗效能相加而不是毒性叠加。

（4）对抗呕吐药物的毒副作用预先估计，以利及时处理。

（5）对抗呕吐方案的应用进行严密、科学的观察研究，以便获得最佳治疗效果。

（二）心理和行为治疗

（1）护理人员对恶心呕吐患者应给予安慰和帮助，嘱其保持乐观情绪，如果出现焦虑、抑郁等精神症状则应及时调整，因为情绪不良可使血中 5-HT 增高，加重恶心呕吐。

（2）精神调理除暗示、松弛和转移方法外，还可加用小剂量抗焦虑药，以促进情绪尽快改善。国内外还有用音乐来转移患者不良情绪的疗法，安排患者听节奏平稳、音调恒定的音乐有助于情绪的转移，但要避免听伤感的音乐。

（三）环境要求

保持病区环境安静、清洁、空气新鲜、无异味，避免强烈光线刺激。呕吐物置于不透明密闭的容器中及时处理。选择通风良好、温馨、无异味、无其他恶心呕吐患者的环境就餐。

（四）在饮食方面要做到"五忌四要"

（1）注意调整食物色、香、味，并帮助患者选择营养丰富和清淡易消化食物。

（2）"五忌"一忌甜、腻、辣、炸、烤食品，二忌乙醇，三忌强烈气味的食品如臭豆腐、奶酪等，四忌某些含 5-HT 丰富的食品如香蕉、核桃、茄子等，五忌餐后立即躺下，以免食物反流而引起恶心。

（3）"四要"一要少食多餐，每日可 5～6 餐；二要选择碱性或固体食物，可于化疗前吃一点饼干或烤面包等干且温和的食物；三要限制餐前餐后 1 小时的饮水量，尽量不饮；四要多吃薄荷类食物及冷食等。

（五）选择合适的化学治疗时间

时辰化疗的目的是根据机体自身生物节律，选择合适的用药时间，以期达到最大疗效、最小副作用。化疗时间选择在睡前，恶心呕吐反应会相对减轻，可能由于夜间大脑皮质自主神经进入抑制状态，对外界反应减弱。另一方面化疗药物进入体内 3～4 小时，血药浓度达到高峰胃肠道反应出现时，患者正处于熟睡状态。也有建议患者进食平常半量食物或进餐 2 小时后进行化疗，因胃低充盈状态时给药，胃内压力低，胃酸分泌少，食物反流概率降低，恶心呕吐减轻。

（六）呕吐时的护理

患者呕吐时护理人员应在旁守护，给予扶持，并侧卧防窒息，轻拍背部有利于呕吐物排出。指导患者进行缓慢深呼吸，协助患者漱口。观察呕吐物的颜色、性质、量并记录。餐后、睡前要漱口，祛除异味，增进患者舒适。

（七）药物治疗的护理

1.降低颅内压

对因颅内压增高引起的呕吐，按医嘱予 20％甘露醇等脱水剂治疗，按规定快速静脉点滴，以达到最好效果。

2.止吐药物的应用

临床上常在化疗前 15 分钟给予止吐药,严重呕吐者分别在化疗后 4 小时、8 小时再次给药如蒽丹西酮 8mg 加生理盐水 20ml 静脉注射。

(1)5-羟色胺受体拮抗剂:格雷司琼、昂丹司琼(枢复灵、蒽丹西酮)、盐酸托烷司琼(欧必亭),其止吐作用强而持久。主要通过阻断小肠末梢神经来发挥止吐作用。5-羟色胺受体拮抗剂比大剂量甲氧氯普胺更容易耐受。很少发生锥体外系症状和腹泻。但价格较高,少数患者在应用过程中会出现短暂的复视和轻度的头痛。

(2)甲氧氯普胺:通过阻断中枢化学敏感区和胃肠迷走神经末梢的多巴胺受体而发挥止吐作用,可出现锥体外系反应。

(3)地塞米松:其止吐机制尚不明确,作用本身较弱,但与其他药物合用有协同作用,可大大增加止吐效果。有糖尿病或其他皮质类固醇禁忌证的患者慎用。

(4)苯海拉明和地西泮:两者都是通过抑制呕吐中枢,镇静以减轻焦虑而发挥止吐作用,但效力较低。

(5)中药:常采用中药贴敷法,将王不留行籽贴于选好的耳穴上,逐穴按压,有报道中药贴敷双侧涌泉穴也有效。

(6)联合用药:选用不同作用机制、疗效能相加而不是毒性叠加的止吐药。如地西泮和甲氧氯普胺合用,既可减少患者的焦虑,又能减少甲氧氯普胺所致的锥体外系反应。

第二节　疲乏的护理

一、疲乏的定义

癌因性疲乏(CRF)是由癌症本身或者相关的治疗所引起的一种主观的劳累感,具有持续时间长、通过休息或睡眠无法缓解的特点,是癌症患者最常见的症状之一。疲乏极大地影响癌症患者的自理能力和生活质量。医护人员应深入理解患者的疲乏症状,制定有效的护理措施,提高癌症患者的生活质量。

疲乏又称疲劳,具有两层含义:一是因体力或脑力消耗过多需要休息;二是因刺激过强或运动过度,细胞、组织或器官的技能或反应能力减弱。Ream 和 RicHardson 认为疲乏是一种主观的、不悦的症状,包括从疲倦至精疲力竭的各种感受,疲乏的负面影响可干扰个人日常生活。国际疾病分类标准(ICD)第 10 版将癌因性疲乏描述为:非特异性乏力、虚弱、精疲力竭、全身衰竭、嗜睡、疲劳。

二、疲乏的原因

(一)癌症本身

恶性肿瘤本身代谢产物的蓄积,癌症引起的疼痛,肿瘤与机体竞争营养物质或机体处于高代谢状态使机体对能量的需求增加,同时食欲缺乏、恶心呕吐、腹泻等使机体对能量的摄入减少导致营养缺乏,瘤体迅速生长或感染、发热以及贫血、气短引起的有氧能量代谢障碍都可引起疲乏。

（二）癌症治疗

疲乏常伴随手术、放疗、化疗、生物治疗而发生。

1.手术

恶性肿瘤患者手术后感到极度疲乏,大多数术后1个月才能恢复到术前的精力水平,有时需要3～6个月。

2.化学治疗

化疗后疲乏与贫血或细胞破坏后终末产物积累有关。有潜在神经毒性的细胞因子可通过中枢机制引起患者疲乏,肿瘤坏死因子(TNF)可使骨骼肌蛋白的贮存减少,患者在日常活动时额外需要大量的能量使肌肉产生足够的收缩力,而产生严重疲乏感。疲乏的进程与不同的化疗方案有关,如多柔比星化疗者,疲乏直线上升,而环磷酰胺—氨甲喋吟—氟尿嘧啶(CMF)化疗者疲乏上升较缓和,在最后疗程中明显下降,但在化疗结束四周后,疲乏再次出现,可能与CMF在体内代谢有关。

3.放射治疗

放射性疲乏的发生与放射物在体内积累有关,其严重程度与放疗时间及测量疲乏时与上次放疗的间隔时间有关。

4.生物治疗

生物治疗引起疲乏是与患者接触外源性或内源性细胞因子如干扰素(IFN)、白细胞介素有关。这种疲乏通常是一组类似流感综合征的症状如疲倦、发热、寒战、肌肉酸痛和头痛等。

（三）心理社会因素

癌症所致的心理反应如焦虑、抑郁、忧伤、失眠、失落感都会导致患者消耗精力出现高度疲乏。同时社会和环境因素(是否获得社会支持、是否感受生活的意义和目的等),患者的性别、教育水平、职业、家居等都与疲乏有关。

三、疲乏的临床特征

(1)与一般性的疲乏相比,癌性疲乏的特点是起病快、程度重、能量消耗大、持续时间长、不可预知、通常不能通过休息或睡眠缓解。

(2)疲乏是一种由客观刺激引起的主观感受。疲乏有2层特征。

1)主观感受,以体力、精力降低为特征,包括三方面。

①躯体感受:虚弱、异常疲乏、不能完成原先胜任的工作。

②情感疲乏:缺乏激情、情绪低落、精力不足。

③认知感受:注意力不能集中、缺乏清晰思维。

2)客观表现:客观上体力与精力不足。

四、疲乏的护理

癌性疲乏被认为是肿瘤患者持续时间最长的伴随症状,而且是维持正常生活的一大障碍,因此加强疲乏患者的护理可有助于提高患者的自理能力及生活质量。

（一）帮助患者正确认识疲乏

建立正确理解能够促使患者更好地应对疲乏,治疗前护士应提供患者有关疲乏的相关信息,如疲乏生理感受(疲乏的感觉与疼痛、恶心呕吐等其他生理症状的关系)、时间规律(疲乏开始时间、持续时间、何时最严重等)、环境特征(活动、休息和睡眠、饮食和集中注意力的方法等)、疲乏产生的原因(如过多的活动或过多的休息),告知患者癌因性疲乏不同于一般的疲乏。只有事先给予正确充分的教育干预,才能加强患者对健康照护的调整能力,保持应对信心。

(二)提供心理社会支持

心理调节在目前被认为是最有前景的治疗手段之一。疲乏、焦虑和抑郁常同时发生,护理人员要灵活应用沟通技巧,了解患者心理状态和个性特征,鼓励他们寻找帮助,主动与患者交谈,倾听他们的苦恼,仔细观察患者的心理情绪变化和个性化特征,对患者进行动态、有针对性的心理干预,为他们提供更多情感和精神上的支持,有助于减轻他们的疲乏。帮助患者和家属正确认识癌症,缓解心理压力,建立自信,积极应对,改善生存质量。对抑郁、焦虑较重的患者,可采用冥想、放松疗法等心理行为干预,调整心态,改善疲乏症状。

(三)合理的营养摄入

癌症患者由于组织消耗、厌食、恶心、呕吐,出现营养不良、抵抗力下降,合理的营养摄入对消除疲乏感,恢复体力非常重要。癌症及治疗影响食物摄入,因此应注意监测患者的体重、水、电解质的平衡。

为改进患者的营养状况,增进能量的来源,应按照少量多餐原则摄取营养价值高、易咀嚼和吞咽、易消化的食物,同时注意食物的多样化,尽量保证色、香、味、形俱全(蛋白质对构建和修补人体组织、维持体力、缓解疲乏有重要作用如禽蛋、肉类、鱼类、虾、大豆、牛奶等;含铁质丰富的食物可改善贫血如蛋黄、糙米、面类和谷类制品、精肉、禽肉、动物肝脏等;各种蔬菜可补充维生素,保持大便通畅如卷心菜、番茄、香菇、胡萝卜、菠菜等;维生素C能促进铁质吸收如柑橘、香蕉、梨子、桃子、瓜类);食物烹调时多采用蒸、煮、炖的方法;忌食煎炸、辛辣等刺激性食物。鼓励多饮水以促进代谢废物的排泄,每天摄入8杯左右的水以保证身体的需要。

(四)提高睡眠质量

生物节律在维持生理功能、社会功能和生活质量方面起重要作用。生物节律紊乱则导致患者疲乏、缺乏食欲、情绪低落。故在治疗康复阶段,关心并帮助患者制订作息计划,提高睡眠质量。如养成良好的作息习惯:睡前避免激烈运动、避免过饱、喝咖啡等兴奋性的食物;避免与他人进行影响情绪的交谈;临睡前用热水泡脚、喝热牛奶或指导自我催眠、放松疗法,促进睡眠,提高睡眠质量。减轻患者身体不适如疼痛、恶心、便秘等。同时合理计划安排治疗和护理,为患者创建良好的睡眠环境。

(五)鼓励适当的有氧运动

研究表明,化疗期间活动与疲乏呈负相关,化疗患者每天进行有规律的、低强度的体育锻炼,锻炼坚持时间越长,化疗相关的疲乏程度就越低。过多的休息并不利于疲乏的缓解。有氧运动可刺激垂体腺β—内啡肽,后者不仅能提高中枢神经系统的反应能力,而且能提高机体对强刺激的耐受力,同时它还是最好的生理镇静剂。运动时,机体神经系统产生微电刺激,这种刺激能缓解肌肉紧张和精神抑郁,同时新陈代谢增加,使重要器官的血液供应增加,营养供应充足,器官的功能提高。有氧运动可提高患者自控、自立能力,使自我评价更加客观,增加他们的自信心,使他们更好具备社会活动能力,减少焦虑及恐惧。有氧运动包括步行、做操、打太极拳、上下楼梯、骑自行车等。要结合患者实际情况,对活动内容、强度、持续时间和频率加以限定,具体方式因人而异,教会患者通过对运动时脉搏、心率的自我监控调节活动量。

第三节　口腔并发症的护理

一、口腔黏膜炎

(一)口腔黏膜炎的定义

口腔黏膜炎是指口腔的炎症性和溃疡性反应。

(二)口腔黏膜炎相关因素及发生机制

口腔炎是发生于口腔和咽部黏膜组织的急性炎症和溃疡。表现为黏膜充血水肿,继而溃疡、纤维化和伤口愈合困难。患者自感疼痛剧烈,甚至不能进食,严重影响生活质量,致使治疗中断。口腔黏膜是由非角质地鳞状上皮细胞组成,这些上皮细胞每 7~14 天分化和更新一次,其下层为唾液腺和皮脂腺,肿瘤患者接受放、化疗时,黏膜组织极易受到影响而发展成为口腔黏膜炎。

1.抗癌药物引起的口腔黏膜炎根据作用机制不同分为直接性和间接性口腔黏膜炎。

(1)直接性口腔黏膜炎:为抗癌药物直接作用于口腔和口腔洁净度不够所致,特别是大剂量化疗时,由于化疗药物在抑制或杀灭肿瘤细胞的同时,对更新较快的口腔黏膜上皮产生明显的毒性,故患者常常自第 3~5 天开始出现口腔黏膜萎缩、变薄、脆性增加、继而发炎、疼痛、溃疡、形成口腔炎。对口腔黏膜细胞有直接抑制作用的抗癌药物是抗代谢药、抗肿瘤抗生素、烷化剂,其中氨甲喋呤和氟尿嘧啶是最易引起口腔黏膜炎的药物。

(2)间接性口腔黏膜炎:为抗癌药物抑制骨髓的造血功能继发口腔黏膜炎。任何细胞毒性抗癌药都会抑制骨髓造血功能,导致血小板和白细胞下降,中性粒细胞减少,破损的黏膜会成为微生物可能的侵入口,引起局部炎症反应。严重中性粒细胞减少症的特征之一即为口腔溃疡。口腔黏膜炎的发生不仅与中性粒细胞减少有关,且还与其下降的速度、幅度和持续时间有关。

2.放射治疗引起的口腔炎

如头颈部放疗,射线在照射肿瘤组织的同时,对正常组织也造成不同程度的损伤,30%~60%的患者均会发生黏膜炎。黏膜组织对射线的耐受差,当放疗至 20~30Gy 时,黏膜充血、水肿,随照射剂量的增加,形成溃疡,一些坏死物质沉积,形成白色的膜,伴有口咽部充血、糜烂、溃疡、形成口腔炎。一般见于软腭、颊黏膜等部位。

3.其他因素引起的口腔炎

(1)恶心、厌食、口腔炎都会使肿瘤患者饮水、进食减少,恶病质使机体免疫功能低下,口腔卫生不良等都可使口腔内寄生的正常菌群大量繁殖,口腔自洁作用减弱,产生吲哚、硫氢基、胺类等化学物质破坏口腔内环境,导致口腔黏膜受损而形成溃疡,口腔摄取营养素降低,造成蛋白质及维生素的缺乏,影响组织修复,又可加重口腔溃疡的程度。

(2)精神因素:肿瘤患者由于家庭角色、经济负担、社会环境、治疗时间、治疗效果、治疗副作用等都可造成精神紧张、失眠、食欲下降、使机体抵抗力下降,诱发口腔炎。

（三）口腔黏膜炎的分级

欧洲癌症研究与治疗组织（European Organization for Research on Treatment of Cancer, EORTC）和北美放射肿瘤学组织（RTOC）对放射性口腔黏膜炎的分级为：

1.Ⅰ级反应

口腔黏膜充血、水肿、红斑、口咽干燥、轻度疼痛、偶发进食固体食物困难。

2.Ⅱ级反应

斑点状白膜、黏膜明显充血、水肿，有红斑、溃疡形成，中度疼痛，间歇性，可耐受，进软食困难。

3.Ⅲ级反应

主要是口腔溃疡，成片纤维性黏膜炎，黏膜极度充血、糜烂、出现融合成片状白膜，疼痛剧烈，并影响进食，只能进流质饮食。

4.Ⅳ级反应

黏膜大面积溃疡，常伴随有脓性分泌物、剧痛不能进食，需要对症治疗。

（四）WHO 抗癌药口腔急性及亚急性毒性反应分级标准

表 1-1   WHO 抗癌药口腔急性及亚急性毒性反应分级标准

分级	口腔黏膜症状及体征
0 级	无异常
Ⅰ级	红斑、疼痛
Ⅱ级	红斑、溃疡、可进干食
Ⅲ级	溃疡、仅能进流质
Ⅳ级	不能进食

（五）口腔黏膜炎的治疗

口腔黏膜炎治疗的目的是减轻患者的痛苦，防止感染，改善患者营养状况。主要方法有止痛、抗感染及细胞保护剂。对全身状况差或免疫抑制者加强全身支持治疗。

1.止痛

给予局部麻醉剂涂到疼痛部位或配成漱口液漱口，必要时可使用镇痛药。如生理盐水＋利多卡因＋地塞米松漱口液，局部涂康复新、锡类散等，西瓜霜含片含服也有一定的止痛效果。口腔疼痛严重时可给予全身性止痛剂如芬必得、双氯芬酸钠、阿司匹林、盐酸布桂嗪等，也可予芬太尼贴剂止痛。

2.抗感染

口腔溃疡极易继发感染，细菌感染多为混合性感染，应选择广谱抗生素治疗，尽可能根据病原学检查和药敏试验治疗。真菌感染应用制霉菌素，病毒感染处理原则是缓解症状，避免继发感染，促进溃疡愈合。

3.细胞保护剂

（1）直接细胞保护剂：包括硫糖铝、谷胱甘肽、β-胡萝卜素、维生素 E、维生素 C、前列腺素（PGF_2）、以及肾上腺皮质激素等。硫糖铝应用最广，其作用原理是在黏膜表面形成一层保护膜,同时可促进局部组织产生 PEG_2,从而使局部黏膜的充血、水肿及溃疡情况得到改善,症状减轻。谷胱甘肽、β-胡萝卜素、维生素 E、维生素 C 主要作用是抗氧化,达到稳定细胞膜,减少黏膜炎的发生。而 PGF_2 则具有促进溃疡面愈合的作用。

(2)间接细胞保护剂:细胞刺激因子如促粒细胞集落刺激因子(G-CSF),促粒细胞-巨噬细胞集落刺激因子(GM-CSF)及表皮生长因子(EGF)具有多种活性功能,除作为骨髓生长因子外,还具有调节免疫功能的作用。具体方法是皮下注射或将其溶于生理盐水中含漱。

4.其他治疗方法

(1)口腔降温:为较有效的预防方法,使口腔黏膜炎发生率降低 500% 左右,其机制为根据药物半衰期,降低口腔温度,使口腔黏膜细胞接触抗癌药物浓度降低。有文献报道,患者在接受 5-FU 治疗时,将冰屑贴敷于口腔黏膜上或含化冰块,可降低 5-FU 治疗导致的黏膜炎的发生率。

(2)漱口液含漱:漱口液含漱是治疗口腔黏膜炎最常用且有效的方法,常用的漱口液为别嘌醇含液、甲硝唑漱口液、庆大霉素漱口液、氧化电位水漱口液等。别嘌醇含液(300mg/15ml)可以防治 5-FU 导致的口腔黏膜炎,主要通过减轻肿瘤细胞破坏后产生的高尿酸血症对黏膜细胞的损伤,还可阻止 5-FU 对口腔黏膜上皮细胞的细胞毒作用,保护口腔黏膜或提高其耐受性。氧化电位水既可清洁创面,又能杀菌消毒,还有促进组织再生效能,具有止血、止痛、消炎、消肿、创面愈合快的特点,对化疗引起的口腔溃疡效果好。

5.中医中药治疗

放化疗性口腔溃疡属于中医的"口疮"范围,中医认为放疗可以产生热毒,热盛伤阴,多为阴虚火旺,治则滋阴降火,应适当清热解毒。化疗易致脾胃损伤,健运失司不能生养气血而发口疮,宜健脾补气。伴虚阳上浮,虚火上熏者,宜加扶正温阳、敛火止痛。

(六)口腔黏膜炎预防及护理

1.密切观察和评估口腔黏膜情况

每天检查和评估患者口腔卫生情况、饮水量、机体状况、治疗前发现潜在引起口腔黏膜炎的问题如龋齿、牙周疾病等,先治疗口腔疾病,待伤口愈合后 10~14 天方可行放疗。向患者及家属讲解口腔溃疡的预防和观察方法,营养支持的重要性,如何促进口腔溃疡愈合。消除患者焦虑情绪,鼓励坚持治疗。

2.保持口腔卫生

将牙刷放在热水中浸泡后再刷牙,以增加牙刷的柔软性,餐前、后及睡前用生理盐水漱口。定期做口腔检查,有牙龈炎、龋齿要及时治疗。放化疗治疗中,定期检查口腔情况,并常规应用生理盐水漱口,一旦发现口腔黏膜有充血、水肿或患者有口腔刺痛感,或味觉的改变,则加用抗炎制剂如氢化可的松注射液漱口。

3.饮食护理

鼓励患者进食营养丰富的食物如:高蛋白质、高热量、富含水溶性维生素、无刺激的温凉软食或流质饮食,如肉、鱼、鸡蛋、牛奶、蔬菜及水果汁,以维持良好的营养状况。饮食应以柔软、易于咀嚼、吞咽、开胃生津的温凉的流质、半流质为宜,避免辛辣刺激性食物,禁食过凉、过热、过硬食物,禁饮酒。口腔疼痛明显时,于进食前 10 分钟口含 0.5%~1% 的利多卡因以减轻进食时疼痛。如患者口腔反应较重,经口进食不能满足机体的需要,给予静脉补充营养。

4.预防性口腔用药

如含漱液、漱口液、化疗期间口含碎冰或颊部冰敷,以减少口腔黏膜炎的发生。

5.心理护理

口腔黏膜炎常影响到患者的心理状态,最明显的是不能进食造成的挫折感,进食能力的减低往往使患者感到很沮丧,甚至自尊心受损,从而影响患者的生活质量,在放、化疗中,医护人员定期为患者做口腔检查,及时与患者沟通、交流,鼓励患者及时告知口腔黏膜炎所致的各种不适,并为患者制订有效的防治方案,且积极参与到防治过程中,与患者共同分享口腔黏膜炎好转与加重所带来的喜悦与悲伤,让患者产生安全感和对医护人员的信任感,并帮助患者树立战胜疾病的信心。

二、口干

(一)口干的定义

口干是一种主观感受,是由于唾液分泌减少引起。口干会造成口腔的灼热感、溃疡或疼痛,患者感到不适、吞咽、咀嚼及说话困难、味觉丧失或改变。

(二)口干的影响因素及发生机制

口干不仅直接影响口腔正常功能,并可改变口腔正常菌群,诱发口腔溃疡。其发病机制为:

1.放疗因素

头颈部放射治疗是造成口干的主要因素。腮腺、颌下腺、舌下腺的功能是分泌唾液以保持口腔湿润,头颈部放疗时,上述腺体都在放射野内,在接受高剂量放疗后,涎腺受到抑制或损伤,腺泡与管细胞的退化,而出现唾液量减少,唾液变得少而黏稠,使患者感到口干。这种情况在放疗时便可出现,照射停止后半年至一年能部分恢复,部分口干延续多年甚至伴随终生。

2.化疗因素

化疗药物如多柔比星,其细胞毒性可致口腔黏膜萎缩、变薄,引起暂时性口腔干燥。此外,夜间由于患者烦渴、饮水多、夜尿多、睡眠不足,加重了患者的痛苦。

3.其他因素

麻醉性止痛药及类固醇抗炎药;含唾液腺切除的头颈部手术;口腔感染;干燥综合征等可引起口干现象的发生。

(三)口干的分级

放射线治疗癌症团体(radiation therapy oncology group,RTOG)制定的口干评估分级标准(表1-2)。

表1-2 口干评估分级标准

反应	等级	特征
急性反应	0	无任何改变
	1	轻微口干;唾液稍微地黏稠;味觉稍微改变,不影响进食
	2	中度至完全的口干;唾液黏稠;味觉明显改变

反应	等级	特征
	3	（未使用）
	4	急性唾液腺坏死
延迟反应	0	无任何改变
	1	轻微的口干;对刺激维持良好的反应
	2	中度的口干;对刺激的反应差
	3	完全的口干;对刺激无反应
	4	纤维化

（四）预防及护理

维持良好的口腔卫生,避免使用可能引起口干的药物,每次餐前、餐后、睡前使用氟制牙膏(可强化牙齿)及软毛牙刷与牙线执行口腔护理,并每2小时以漱口液漱口,有助于口腔的湿润,用麦冬或金银花泡茶饮。饮食上建议食用含水量高、易消化的软质食物及饮用大量水分以协助进食,避免乙醇类及碳酸饮料对黏膜的刺激。

三、味觉改变

（一）味觉改变的定义

味觉改变包含味觉的减退、消失或正常味觉的障碍,25%～50%的癌症患者味觉会降低,因而失去食欲。味觉异常与体重的减轻成正相关,当味觉发生障碍时也会影响消化功能。

（二）味觉改变的原因

1.蛋白质、维生素及锌摄取不当

这些物质的缺乏可能会降低化学感受细胞的汰换且破坏微绒毛的功能。

2.与肿瘤的位置及范围有关

肺癌患者对酸认知阈值提高但不会影响对苦、甜或咸的感觉,喉癌患者对酸、甜、苦、咸四种基本味觉侦测阈值会升高。

3.与某些药物有关

如普萘洛尔、氟西泮、青霉胺及苯口恶洛芬。

4.与头颈部放疗有关

放疗可能会造成味蕾细胞的绒毛受损或减少唾液的分泌,剂量达20Gy才会造成味觉丧失,在放疗开始后三周,最早最严重的味觉丧失是对苦味及咸味的感觉,而甜味的感觉则最少受影响,当剂量为60Gy时味觉丧失超过90%;味觉敏感度在放疗结束后20～60天会部分的恢复,2～4个月可完全恢复。

（三）味觉改变的预防及护理

(1)加强口腔的卫生,给予增加唾液分泌的治疗。

(2)停用引发或增加味觉改变的药物。

(3)鼓励摄取热的气味强烈的食物,无口腔溃疡者,可予柠檬或醋以增加味觉。

第四节 腹泻、便秘的护理

一、腹泻

(一)腹泻的定义

正常排便形状改变,大便变为水性,每日大便多于 300ml 及 24 小时内发生超过 2～3 次以上未成形的排便为腹泻。轻者 2～3 次,重者腹泻每日 10 次以上,大多伴里急后重。

(二)腹泻的发生率

对肿瘤患者来说,放疗、化疗都可导致腹泻。与肿瘤或肿瘤治疗有关的腹泻发病率占全部住院患者的 6%,在晚期肿瘤患者中腹泻发病率为 10%,而在接受腹盆腔放疗的患者中有 20%～49% 的患者发生腹泻,接受氟尿嘧啶和拓扑异构酶治疗的患者腹泻发生率为 50%～87%,骨髓移植的患者腹泻发生率为 43%,另外,接受鼻饲营养和长期接受抗生素治疗的患者也会发生腹泻。

(三)腹泻发生的病因

1.化学治疗

化疗药物造成肠道黏膜损伤导致腹泻,如氟尿嘧啶、氨甲喋呤、多柔比星等,化疗后腹泻常发生于白细胞降低至最低点之前,甚至与随后的感染及败血症有关。

2.放射治疗

放射治疗引发肠黏膜受损,导致前列腺素的释放及胆盐的吸收不良,加剧肠道的蠕动。接受腹部或盆腔放射治疗的患者,易发生腹泻。

3.感染

大多数的腹泻是因为胃肠道感染所致,最常见引发感染的细菌是沙门菌属、志贺菌属、念珠菌与病毒。

4.其他

吸收不良、结直肠肿瘤、过量的纤维饮食等均会引发腹泻。

(四)腹泻的治疗

(1)支持对症治疗输液疗法,补充水、电解质及葡萄糖等。

(2)药物治疗给予止泻药如思密达、诺氟沙星等。

(3)腹泻严重时应禁食,给予静脉营养支持。

(4)针对疾病原因治疗必要时停止放、化疗。

(五)腹泻的护理

肿瘤患者腹泻会导致衰弱、乏力、厌食、营养不良、体重减轻、体液及电解质缺乏,脱水及免疫功能低下,腹泻也可能会改变药物的作用,影响人血白蛋白的浓度及肾脏血液的灌流及酸碱平衡,造成低钾血症,或由于大量的钾离子及重碳酸根的流失而发生酸中毒。适宜的护理措施可有效避免并发症的发生。

(1)宜进步渣、低纤维食物,避免吃易产气的食物如糖类、豆类、洋白菜、碳酸饮料。鼓励进食富含营养、有足够的热量的流质或半流质,以满足机体代谢的需要。鼓励多饮水,每日3000ml以上。

(2)严重腹泻时需暂停治疗,卧床休息,腹部保暖,减少肠蠕动。给予要素饮食或完全胃肠外营养。注意大便的次数和性质,如有异常留标本送检。

(3)密切观察腹泻情况,严重者及时报告医师考虑是否停止放、化疗,注意监测血液生化结果,及时纠正水、电解质紊乱。疑有合并感染者,行大便常规及大便培养检查,控制肠道感染。

(4)给予止泻药物如思密达冲剂口服,整肠生胶囊口服等。

(5)讲解疾病和治疗相关知识,减轻患者焦虑。保持肛周皮肤清洁、干燥、舒适,便后用温水洗净,轻轻沾干,必要时涂氧化锌软膏,指导患者穿棉质松软的内衣,减少对皮肤刺激。腹部避免按摩、压迫等刺激,以减少肠蠕动。

(6)密切观察,及时发现肠出血和穿孔。

二、便秘

(一)便秘的定义

便秘是指正常的排便形态改变,排便次数减少,每2～3天或更长时间排便一次,无规律性,排便干硬,且排便不畅、困难。便秘是晚期肿瘤患者常见且较为痛苦的症状之一。便秘可造成患者腹痛、腹胀、食欲缺乏、恶心或呕吐、肛门裂伤或撕裂、痔疮加重或发炎,导致生活质量下降。

(二)便秘的原因

(1)衰弱、乏力、活动减少,使肠蠕动受到抑制。

(2)水分摄入不足和饮食中缺少纤维素。

(3)排便习惯不良,排便时间或活动受限制。

(4)代谢失调如缺钾、高钙血症、甲状腺功能减退、尿毒症等。

(5)肠道肿瘤或肠道外受压迫引起肠梗阻。

(6)药物因素某些药物使用引起的便秘如抗肿瘤药物长春碱类的神经毒性引起肠麻痹和便秘。止吐药尤其是5-HT3受体拮抗剂、雷莫司琼等,发生率3%～5%。大剂量甲氧氯普胺也可引起一定程度的便秘。抗乙酰胆碱药如吗啡、可待因。其他减弱胃肠蠕动的药物如麻醉药、抗惊厥药、镇静药、肌肉松弛剂等。

(7)放射治疗引起。

(8)骶丛神经受癌的浸润等。

(三)便秘的护理

(1)加强心理护理,告知患者便秘产生的原因和预防措施,指导定时排便的方式及方法,鼓励患者正视疾病,积极配合治疗。对卧床患者应指导其正确的排便方式,以减轻心理负担。

(2)在病情条件许可的情况下,鼓励患者尽可能下床活动,做些力所能及的自我护理。但注意不能过度活动,应鼓励患者劳逸结合,根据自身情况制定合理的运动计划。

(3)鼓励多饮水,每日饮水2000～3000ml,避免进食过于精细、肥腻、油炸产气等食物以及碳酸饮料,指导患者多进食富含维生素 A、维生素 C、维生素 E 的新鲜水果、蔬菜、含粗纤维的糙米及全麦食品等食物,以促进肠蠕动,助于排便。

（4）养成定时排便的习惯，注意保护患者的隐私；患者如厕时减少干扰和催促；进行有规律的腹部按摩，即每天起床前用双手按结肠行走方向顺时针按摩腹部 100 圈，再逆时针按摩 100 圈，有利于促进肠蠕动及排便。

（5）注意患者的排便情况，根据患者进食情况，2 天无大便者，应适当处理，3 天无大便必须积极处理，一般给予开塞露、缓泻剂等，大便嵌塞时可行油类保留灌肠，或戴手套将干固的粪便抠出。

第二章 肿瘤疼痛患者的护理

第一节 疼痛概述

一、恶性肿瘤疼痛的基本概念

（一）疼痛的定义

2001年国际疼痛研究协会提出："疼痛是一种与组织损伤或潜在的组织损伤相关的不愉快的主观感觉和情感体验"。目前，疼痛被视为"第五生命体征"，在临床诊断和治疗过程中，应与体温、脉搏、呼吸、血压四个生命体征受到同等的重视。疼痛是一种身体局部或整体的感觉，具有主观性，往往通过表情、情绪和语言表达出来。疼痛包括痛觉和痛反应：痛觉是个体的主观知觉体验，受人的心理、情绪、性格及文化背景等因素影响；而痛反应是机体对疼痛刺激产生的生理、心理变化。

（二）恶性肿瘤疼痛的定义

简称癌痛，是由恶性肿瘤本身及与恶性肿瘤相关的其他因素所致的疼痛，包括恶性肿瘤疾病进展、抗肿瘤治疗（手术、放疗、药物治疗等）以及患者精神、心理、社会和经济等方面的因素。癌痛是恶性肿瘤患者最常见和最为恐惧的症状之一，常常能影响患者治疗疾病的信心。恶性肿瘤患者以慢性疼痛为主，早期患者疼痛发生率约25%，晚期患者则高达70%～90%。若癌痛得不到控制将造成患者的身心痛苦，严重影响患者的生活质量。

二、恶性肿瘤疼痛的现状

据统计，目前全球每年新发恶性肿瘤病例中约30%～50%伴有不同程度的疼痛，因此世界卫生组织（WHO）特别提出"到21世纪让全世界的恶性肿瘤患者无疼痛""无痛是人的基本权利"。IASP自2004年起将每年10月11日确立为"世界镇痛日"，而美国疼痛协会则提出"慢性疼痛不仅仅是一种症状，也是一种疾病"的新观念，这些都体现了疼痛在全球范围内所受重视的程度。

我国癌痛治疗工作开展已有较长历史。1990年，我国首次在广州与世界卫生组织共同主办全国性专题会议，开始推行癌症三阶梯止痛治疗原则。1991年，原卫生部颁布《关于在我国开展癌症患者三阶梯止痛治疗工作的通知》。2002年，我国国家药品监督管理局颁布《强阿片类药物治疗慢性非癌痛使用指南》及《癌症患者申办麻醉药品专用卡的规定》。2007年，原卫生部颁布《处方管理办法》，该办法规定为门诊癌痛患者和中、重度慢性疼痛患者开具麻醉药品缓释制剂，每张处方可用15日量。同年，卫计委下发文件在《医疗机构诊疗科目名录》中增加一级诊疗科目"疼痛科"，其主要业务范围是负责慢性疼痛的诊断与治疗。这些法规和管理办法的出台，保证了我国恶性肿瘤患者能得到更好、更有效的癌痛控制，但我国癌痛治疗仍然存在诸多问题,多数地区癌痛治疗处于普及阶段,临床医师对止痛药物的认知不足,缺乏足够的使用经验,止痛治疗不充分的现象仍较普遍,逐步开始重视个体化治疗,但缺乏可供参考的循证医学证据。为了进一步提高我国癌痛规范化治疗水平,改善肿瘤患者的生活质量,保障医疗质量及安全,2011年原卫生部医政司制定了《癌症疼痛诊疗规范》,并发起了在全国范围内创建"癌痛规范化治疗示范病房"的活动,由中国抗癌协会临床肿瘤学协作专业委员会(CSCO)推动活动的实施。截至目前,全国已有近百家医院积极参与"示范病房"的创建工作并已通过评审获准挂牌服务,这些都充分说明我国已将癌痛治疗纳入了规范化的管理轨道。

近年来疼痛研究发生了两次转变:一是由疼痛控制转变为疼痛管理;二是疼痛管理的专业组成人员由以麻醉医师为主体的模式转变为以护士为主体的模式,护士作为疼痛状态的主要评估者、镇痛措施的主要落实者、患者及家属的主要指导者,在疼痛管理中的独特作用日益显现。

三、恶性肿瘤疼痛的分类

(一)按疼痛出现及延续时间分类

1.短暂性疼痛

一过性疼痛发作。

2.急性疼痛

是直接与恶性肿瘤诊疗有关的急性疼痛或因恶性肿瘤生长迅速而突发的急性疼痛。有明确的疼痛开始时间,持续时间短,常有明显的损伤存在。

3.慢性疼痛

由于恶性肿瘤进展压迫脏器或脏器包膜膨大,压迫、侵犯神经引起的疼痛。一般是指持续3个月以上的疼痛。

(二)按解剖学及生理学分类

1.躯体痛

由于恶性肿瘤病灶压迫、浸润或转移损伤神经纤维,肿瘤细胞堵塞内脏管道系统及血管所致,占癌痛的大多数。表现为钝痛或锐痛,有明确定位。

2.内脏痛

因盆腔、胸腹腔等脏器受恶性肿瘤浸润、压迫或牵拉所致。表现为胀痛、挤压痛或牵拉痛,定位模糊。

3.神经痛

因恶性肿瘤浸润、治疗引起神经末梢或中枢神经系统受损所致,伴有某部位感觉或运动功能的丧失。表现为阵发性钳夹样、烧灼样或触电样疼痛。

(三)按癌痛产生原因分类

1.由肿瘤组织本身引起的疼痛

最多见,约占78.6%,由于恶性肿瘤发展、浸润,引起周围组织炎症、渗出、肿胀,压迫或破坏神经等。包括肿瘤侵犯骨骼或压迫神经、空腔器官或实体器官管道梗阻、血管阻塞或受侵、黏膜溃疡或受侵等。

2.与恶性肿瘤相关的疼痛

约占6%，包括病理性骨折，脏器穿孔，梗阻，长期衰弱卧床、压疮等。

3.与恶性肿瘤诊断及治疗有关的疼痛

约占8.2%，包括骨髓穿刺、活检、各种内镜等诊断性检查后；外科手术后引起的神经损伤、脏器粘连、瘢痕、幻肢痛；化疗后引起的黏膜损伤、口腔炎、肠炎、膀胱炎、栓塞性静脉炎、中毒性周围神经病变；放疗后的局部皮肤损害、肠炎、肺炎、周围神经损伤、纤维化、带状疱疹、放射性脊髓炎等。

4.与恶性肿瘤无关的疼痛

约占7.2%，包括疼痛性关节炎、痛风、风湿、脊髓关节强直、糖尿病末梢神经痛等。

（四）按癌痛的性质分类

根据患者对疼痛性质的描述，癌痛可分为：酸痛、刺痛、跳痛、钝痛、绞痛、胀痛、坠痛、钻顶样痛、爆裂样痛、撕裂样痛、牵拉样痛、压榨样痛、放电样痛、电击样痛、烧灼样痛、麻木样痛、刀割样痛、束带样痛、轻触痛等。

四、影响恶性肿瘤疼痛治疗的因素

（一）与医务人员有关的因素

医务人员接受癌痛治疗教育明显不足，不能完全掌握癌痛治疗的知识，对癌痛可以完全控制缺乏认识，对癌痛评估及效果评价不够重视是癌痛治疗的主要障碍；担心药物的不良反应，担心药物成瘾，担心患者对止痛药产生耐药性；未对患者进行疼痛自我评价的指导，使患者不能正确面对癌痛。

（二）与患者及家属有关的因素

患者对疼痛的认识不足，认为疼痛是不可避免的，不愿如实报告疼痛的存在；担心叙述疼痛影响医师对恶性肿瘤疾病本身的治疗；担心医师埋怨自己不配合疾病治疗而不愿意报告疼痛；对止痛药物的镇痛效果信心不足，仅在疼痛剧烈时使用止痛药物；担心产生药物"成瘾"；担心对止痛药产生耐受性以致以后疼痛加重时无药可用；担心止痛药引起的便秘、恶心、呼吸抑制等毒副作用；担心药品价格过高，经济负担过重。

（三）与医疗卫生体制有关的因素

过度担心使用镇痛药后"成瘾"；药品管理的相关规定较严格，使镇痛药物的品种不能充分满足临床需要；患者获取阿片类镇痛药不够方便；治疗费用较高，患者难以承受长期治疗等因素都限制了止痛治疗的进展。

第二节　恶性肿瘤疼痛的评估

临床观察发现，疼痛评估是癌痛控制中最重要的一步。疼痛可发生在肿瘤的发生、治疗或进展的各个阶段，因此应随时注意疼痛发生的机制和再评价。治疗开始前必须对疼痛有详尽全面的评估，了解疼痛的原因、部位、程度及性质。在了解病史的同时，还要观察患者的精神状态和心理反应，这有助于发现那些需要特别精神心理支持的患者，以便做好相应的支持治疗。

疼痛治疗开始后,应根据需要定期进行再评估,目的在于观察治疗效果,并将药物调整至最有效的剂量。

一、痛评估的概述

(一)癌痛评估的内容

1.收集疼痛的详细病

史患者的主诉是疼痛评估的金标准,也是疼痛评估资料的主要来源。

2.完成详细的体格检查

包括疼痛部位的检查、神经系统的检查及其他相关检查。

3.疼痛程度(强度)的评估

确定疼痛程度,如轻度疼痛、中度疼痛、重度程度。

4.疼痛特性的评估

包括疼痛定位、疼痛性质、疼痛发作方式及疼痛史。

5.疼痛带来的影响评估

包括功能活动的情况、患者的心情和心理状态、社会影响、并发症等。

6.确定疼痛的原因

包括肿瘤学检查、影像学检查、普通实验室检查、神经生理检查等。

首次评估包括以上全部内容,再次评估重点是第 3、4 项。通过首次评估对患者做出诊断和制订治疗计划,再次评估判断治疗效果和发现新的疼痛,修订下一步治疗计划。

(二)癌痛评估中的注意事项

(1)相信患者及家属对疼痛的描述及缓解疼痛的效果评价。

(2)定期询问及系统评估恶性肿瘤患者的疼痛情况,全程、动态地进行评价,包括评估每次疼痛的发生、治疗效果及转归。

(3)仔细询问癌痛的病史,包括疼痛部位、性质,疼痛有无放射、加重或缓解的因素,疼痛发作的时间、特点、持续时间,对目前治疗的反应等。

(4)评估疼痛对患者内心和生活质量的影响,以及患者心理状态对疼痛的影响。了解患者预期生存、身体状况,以及疼痛给患者带来的心理、社会、经济、精神困扰。明确患者有无抑郁或焦虑,有无急慢性疼痛的经历,有无乙醇或药物依赖史等,从而采取措施减少患者因心理状况影响止痛药使用的概率。

(5)医护人员采用简单有效的方法评估癌痛,定时评估并记录结果,为止痛治疗提供依据。

(6)教会患者及家属使用常用的评估方法及工具。指导患者即使出院也应重视疼痛评估,积极配合止痛治疗。

(7)重视止痛治疗后的评估。反复评估使用止痛药物后的效果及不良反应,有助于提高镇痛效果,减少药物不良反应的发生。

(8)当疼痛性质发生变化或出现新的疼痛时,应及时进行评估,并对镇痛治疗方案进行修订。

二、常用的疼痛评估工具

(一)疼痛的主观评估

1.口头叙述法

将疼痛程度分为无痛、轻度痛、中度痛、重度痛和极重度疼痛。

2.疼痛分级法(VRS)

0级:无痛;Ⅰ级:轻度疼痛,有痛感但可耐受,不影响睡眠,可正常生活;Ⅱ级:中度疼痛,疼痛明显,睡眠受到干扰,需用一般性止痛及镇静药;Ⅲ级:重度疼痛,疼痛剧烈,伴自主神经功能紊乱,严重影响睡眠,需使用镇痛剂。

3.数字疼痛强度评估法(NRS)

将数字0~10依次对应标记在10cm长的直线上,0为无痛,10为剧烈疼痛。为了便于对比,一般将数字评估法(NRS)与主诉疼痛评估分级(VRS)相对应,即0分为无痛;1~3分为轻度疼痛;4~6分为中度疼痛;7~10分为重度疼痛。让患者根据自己的疼痛体验画出一个数字,表明疼痛的程度(图2-1)。

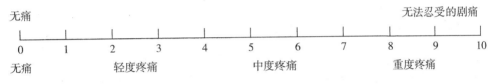

图 2-1　疼痛数字量表(NRS)

4.目测模拟疼痛评估量表(VAS)

即划线法,用一条10cm长的纸条或直线,左端代表无痛,右端代表最剧烈疼痛,由患者根据自己的疼痛体验在最能代表疼痛程度处划线标明,测量从左侧到标记处的距离,所得数字即为疼痛分值(图2-2)。

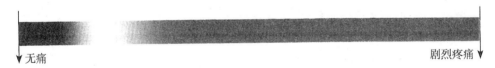

图 2-2　目测模拟疼痛评估量表(VAS)

5.疼痛面部表情量表

对于无法理解数字的儿童、老年人和语言障碍的成人,可应用疼痛面部表情量表(图2-3),从无疼痛到无法忍受的剧痛有六个脸谱,要求癌痛患者选择能代表其疼痛程度的表情。临床上常将疼痛的面部表情与NRS相结合,即0分:无痛;2分:稍痛;4分:有点痛;6分:痛得较重;8分:非常痛;10分:剧痛。

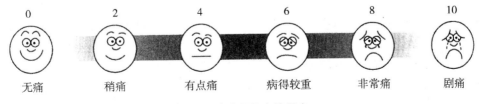

图 2-3　疼痛面部表情量表

（二）行为测定法

由于疼痛常对患者的生理及心理造成影响,患者常表现出行为及举止的改变。临床上护士应观察患者面部表情、躯体姿势、行为与肌紧张度等并及时记录,发现异常及时告知医师,为镇痛治疗提供依据。

三、癌痛治疗效果的评价

癌痛治疗后疼痛缓解的程度是评价目前治疗效果及修订治疗方案的参考指标,及时、反复的评价治疗效果对癌痛治疗尤为重要。根据 VAS 或 NRS 法能较客观准确地对疼痛减轻程度进行评价。

（一）根据患者主诉疼痛程度的分级,将疼痛缓解效果进行分类。

1.显效

疼痛减轻 2 度以上。

2.中效

疼痛减轻 1 度。

3.微效

疼痛稍有缓解,但不到 1 度。

4.无效

疼痛无缓解。

（二）疼痛缓解的四级分类法

1.完全缓解(CR)

疼痛完全消失缓解。

2.部分缓解(PR)

疼痛明显减轻,患者能正常生活,睡眠基本未受干扰。

3.轻度缓解(MR)

疼痛稍微减轻,但痛感仍较明显,生活及睡眠受到干扰。

4.无效(NR)

疼痛维持原状,无减轻。

（三）疼痛缓解度的五级分类法

疼痛减轻程度及百分数＝(用药前 NRS－用药后 NRS)×100％。

1.0 度

未缓解:疼痛未减轻,≤24％。

2.1 度

轻度缓解:疼痛约减轻 1/4,25％～49％。

3.2 度

中度缓解:疼痛约减轻 1/2,50％～74％。

4.3 度

明显缓解:疼痛约减轻 3/4,75％～99％。

5.4 度

完全缓解:疼痛缓解消失,100％。

第三节　恶性肿瘤疼痛的治疗方法

目前恶性肿瘤已进入综合治疗时代,有计划、合理地应用现有的治疗手段,尽最大努力提高患者的生存期及生存质量。癌痛的治疗方法有很多,大体可分为两部分:抗肿瘤止痛治疗和单纯止痛治疗。在现有的癌痛治疗手段中,药物治疗仍是治疗的基础。严格规范的遵循WHO推荐的癌痛患者三阶梯止痛原则和方法,能使90%的癌痛得到很好的控制,该治疗方法在全世界得到广泛地认可和应用,是当前癌痛药物治疗的首选。药物治疗癌痛的基本原则是制定个性化的治疗方案,选择正确恰当的药物、合适的剂量、合适的间隔时间、最佳的用药途径及方法,使癌痛得到满意的缓解。

一、恶性肿瘤疼痛的药物治疗

(一)癌痛治疗的目的

癌痛治疗的目的在于持续、有效地缓解疼痛,减少药物的不良反应,将疼痛及治疗带来的心理负担降到最低,最大限度地提高患者的生活质量。

(二)WHO三阶梯镇痛给药原则

1.尽量选择口服给药(无创给药)

应尽可能采用无创、低危险性的给药途径。口服给药方便、经济,免于注射之苦,避免医源性感染;不良反应小,不易产生药物依赖和耐受;能用于各种多发性疼痛,效果满意;能增加患者的独立性,提高患者的生活质量。口服给药是一种简单、经济、科学的给药方式,是目前NC-CN疼痛指南推荐的首选给药途径。另外,经皮吸收给药也是一种常用的无创性的给药方法。当患者出现口服不能耐受的副反应、不能吞咽或存在口服吸收障碍时,可采用非口服给药途径,如透皮贴剂、直肠栓剂、持续静脉或皮下输注止痛药等。

2."按阶梯"给药

1)WHO癌痛三阶梯止痛疗法模式:按阶梯给药是根据患者的疼痛程度在止痛药物选用过程中应由弱到强,逐级增加。WHO推荐的三阶梯治疗方案为:轻度疼痛可选择对乙酰氨基酚或非甾体消炎药等非阿片类药物,其代表药为阿司匹林;第二阶梯:中度疼痛可选择弱阿片类药±非阿片类药±辅助药,其代表药为曲马朵、可待因;第三阶梯重度疼痛可选择强阿片类药±非阿片类药±辅助药,其代表药为吗啡、羟考酮、芬太尼透皮贴等(图2-4)。

2)改良的癌痛三阶梯止痛疗法模式:随着癌痛治疗的进展,为了使患者尽快达到止痛的目的,临床上多采用NCCN成人癌痛指南的推荐,弱化二阶梯(图2-5),即根据患者的疼痛评分,若已达到中度疼痛(NRS 4~6分)时,不必从第一阶梯开始,而可直接使用以盐酸羟考酮缓释片为代表的阿片类药物,使患者快速缓解疼痛。

3."按时"给药

癌痛多表现为慢性持续性过程,镇痛治疗应根据所用药物的药代动力学规律按时给药,而不是当疼痛不能忍受时才给止痛药物(即按需给药)。因为止痛药物需要达到有效血药浓度时才具有镇痛效能,随着药物在体内的代谢,血药浓度会发生波动。为保持止痛的连续性,需要在血药浓度下降时,及时给予药物维持有效血药浓度,而得到良好的药物治疗效果。按时给药可以获得稳定的镇痛效果,推迟药物耐受的出现。为了减少患者不必要的痛苦和对疼痛的耐受性,下一剂量的给予应在前一剂量的药效消失之前。常选择持续镇痛时间长的控缓释剂型,如盐酸羟考酮缓释片、硫酸吗啡缓释片等,一般给药后 3～5 小时达血浆峰值,持续作用 8～12 小时。芬太尼透皮贴剂初次用药后 6～12 小时达有效浓度,作用持续 72 小时,可减少因按时给药所带来的用药不便。按时给药后,患者的疼痛可得到缓解,若出现暴发性疼痛时,还应按需选择即释型药物予以快速止痛治疗。

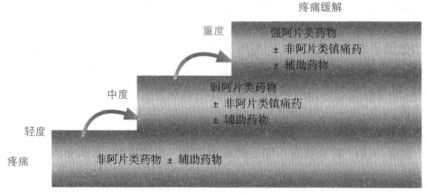

图 2-4　WHO 癌痛三阶梯止痛疗法模式

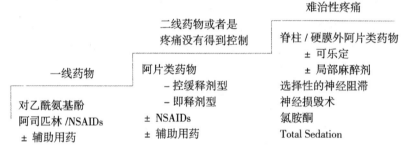

图 2-5　改良的 WHO 癌痛三阶梯的止痛疗法模式

4.剂量个体化原则

个体化原则是指根据不同个体对麻醉药品的敏感度差异、既往使用止痛药的情况及药物的药理特点来确定给予药物的剂量。对不同的个体其用药量是不同的,应该说凡能使疼痛得到缓解的剂量就是合适剂量。在给药剂量调整方面应从小剂量开始,逐步增加剂量直到有效缓解疼痛。阿片类药物无封顶效应,应根据患者的个体情况给予适当、足量的剂量,如吗啡,其有效剂量范围从每 4 小时 5mg 直至 1000mg 以上,未发现明显剂量限制性不良反应。个体化给药的原则可以避免用药量的不足或过量,使镇痛治疗更符合患者自身的需求。

5.注意具体细节

镇痛治疗时的细节是可能影响止痛效果的所有潜在因素,包括疼痛的全面评估、准确的药物治疗、动态随访观察等,还包括患者的心理、精神、宗教信仰、经济状况、家庭社会支持系统等多方面因素。对使用止痛药的患者应注意监护,密切观察其疼痛缓解程度和身体反应,并及时采取必要措施,目的是让患者获得最佳疗效而降低不良反应的发生。

(三)非阿片类止痛药物

非阿片类药物包括非甾体消炎药等,多数具有解热、镇痛、抗炎、抗风湿等作用,是轻度疼痛的首选药物,在癌痛药物治疗中占有十分重要的地位。非阿片类药物多用于癌痛初起时的镇痛,当患者出现中重度疼痛时,可与阿片类止痛药联合使用以提高镇痛效果,特别是骨转移重度疼痛的患者,联合用药能明显缓解其痛苦。

非阿片类药物的镇痛效果确切,长期使用的患者较少产生耐药性和身心依赖,但镇痛作用有剂量依赖性,具有"天花板"效应,又称"封顶效应",即当剂量增加到一定程度时,其镇痛效果未相应增强,反而副作用明显增加。

1.非甾体抗炎药物的分类

(1)根据非甾体抗炎药的化学结构可分为:①水杨酸类:阿司匹林;②对氨基酚衍生物:对乙酰氨基酚;③吲哚乙酸类:吲哚美辛;④异芳香乙酸类:双氯芬酸;⑤芳香丙酸类:布洛芬、萘普生;⑥烯醇酸类(昔康类):美洛昔康;⑦烷酮类:萘丁美酮;⑧考昔类(昔布类):塞来昔布等。

(2)根据其对环氧酶(COX)、脂氧酶的作用强度可分为:环氧酶抑制剂、环氧酶/脂氧酶抑制剂、脂氧酶抑制剂。

(3)根据其对环氧酶—1(COX1)和环氧酶—2(COX2)作用的不同可分为:①选择性COX1抑制剂:如阿司匹林;②非选择性COX抑制剂:如吲哚美辛(吲哚美辛)、双氯芬酸钠和布洛芬等;③选择性COX2抑制剂:如美洛昔康、塞来昔布(西乐葆)等。

2.常用于镇痛的非甾体抗炎药物及其主要不良反应

(1)阿司匹林:主要用于头痛、神经痛、关节痛及肌肉痛等慢性钝痛。

常用剂量及用法:300～600mg,每6～8小时1次,口服给药。

不良反应:主要有过敏、胃肠道反应、血小板功能障碍等。长期大量服用时可引起恶心、呕吐甚至诱发溃疡及胃出血等。有哮喘或其他过敏反应、痛风、肝肾功能受损、心功能不全、高血压、血小板减少等情况的患者应慎用。一般建议阿司匹林在饭后服用,以减少对胃黏膜的刺激。

(2)对乙酰氨基酚:无抗炎作用,主要用于缓解轻度疼痛,如关节痛、头痛、肌肉痛、牙痛、神经痛等。

常用剂量及用法:250～500mg,每4～6小时1次,口服给药。

不良反应:长期大量用药会导致肝功能损害。对乙酰氨基酚不会刺激胃黏膜引起出血,但可引起恶心、呕吐等反应,偶见皮疹、荨麻疹、血小板及白细胞减少。

(3)布洛芬:主要用于轻或中度疼痛,如偏头痛、痛经、痛风、类风湿性关节炎、骨关节炎等引起的疼痛。

常用剂量及用法:200～400mg,每4～6小时1次,口服给药。

不良反应:常见的有胃肠道反应,如恶心、呕吐、腹部不适等,一般反应较轻,但有消化道溃疡或胃出血的患者应慎用;长期大剂量使用时可发生血小板减少或肾功能损害;还可引起中枢神经系统的反应,如头痛或头晕,一般较轻,停药后可自行缓解;与阿司匹林等非甾体消炎药药物有交叉过敏反应。

(4)吲哚美辛:主要用于急、慢性风湿性关节炎、痛风性关节炎及癌痛。

常用剂量及用法:25～50mg,每日 2～3 次,口服或直肠给药。

不良反应:常见的有胃肠道反应,如恶心、呕吐、腹痛、腹泻等,饭后服用可减少胃肠道反应的发生;中枢神经系统症状,如头痛、眩晕等,若头痛持续不缓解,应停药;肝功能损害,出现黄疸、转氨酶升高;抑制造血系统,引起粒细胞或血小板减少,偶有再生障碍性贫血;还可引起皮疹哮喘等过敏反应。有活动性消化道溃疡、肾功能不全、对非甾体消炎药药物过敏者、帕金森病、癫痫、精神病患者慎用此药。

(5)萘普生:具有吸收迅速、镇痛效果好、持续时间长、不良反应轻等特点,对因贫血、胃肠道疾病或其他原因不能耐受阿司匹林、吲哚美辛等消炎镇痛药的患者,也能获得满意的镇痛效果。

常用剂量及用法:250～500mg,每日 2 次,口服给药。

不良反应:常见的有轻度的胃肠道反应及肾毒性。对阿司匹林等非甾体消炎药药物过敏者禁用。

(6)萘丁美酮:本药活性代谢物的半衰期为 24 小时,故一天仅服药一次,服用方便,依从性高。适用于各种急、慢性关节炎、运动性关节炎以及运动性软组织损伤、扭伤和挫伤、术后疼痛等。

常用剂量及用法:1000mg,每日睡前 1 次,口服给药。

不良反应:常见的有轻度胃肠道反应,对阿司匹林过敏者及活动性溃疡、消化道出血、严重肝功能不全者禁用。

(7)双氯芬酸钠:主要用于炎性疼痛及(转移性)骨痛等。此药的直肠栓剂起效快、维持时间长、用药方法简单,是目前临床常用的剂型之一。

常用剂量及用法:直肠给药:25mg,每日 1～2 次;口服给药:50mg,每日 2～3 次。

不良反应:主要是消化不良、恶心、呕吐、腹痛、腹泻等胃肠道反应,偶有肝功能异常及过敏反应。

(8)美洛昔康:适用于类风湿关节炎、退行性骨关节病、恶性肿瘤等引起的骨痛。

常用剂量及用法:7.5～15mg,每日 1 次,口服给药。

不良反应:主要是轻度的胃肠道反应,偶有轻微头痛、头晕、嗜睡、皮疹、肝功能异常、白细胞及血小板减少等。

(9)塞来昔布:又名西乐葆,是 COX_2 选择性抑制剂。主要用于治疗成人急慢性疼痛、骨关节炎、类风湿关节炎等。

常用剂量及用法:100～200mg,每日 1～2 次,口服给药。

不良反应:常见的是腹痛、腹泻、消化不良等胃肠道反应,偶有肝、肾功能损害等。对非甾体消炎药类药物过敏、活动性消化道溃疡/出血、严重心功能不全者禁用,对磺胺类药物过敏者慎用。

3.非甾体抗炎药物用于镇痛的使用原则

(1)轻度非炎性疼痛时,首选对乙酰氨基酚止痛,疗效不佳或合并炎性疼痛时再考虑使用非甾体消炎药治疗,任何非甾体消炎药均不宜长期、大量服用,以避免药物的毒性反应。

(2)不推荐同时使用两种非甾体消炎药,因为疗效不增加,而副作用增加;如果连续使用两种非甾体消炎药都无效,应换用其他镇痛方法;如果一种非甾体消炎药治疗有效但出现重度毒性反应,可考虑换用另一种非甾体消炎药药物。

(3)无胃肠道溃疡或出血的危险因素时,可用非选择性 COX 抑制剂,酌情考虑是否同时给予质子泵抑制剂。

(4)需非甾体消炎药治疗的老年患者应首选 COX_2 选择性抑制剂,但使用前应评估心血管系统的风险;如同时合并心血管疾病,最好用对乙酰氨基酚或弱阿片类药物替代。

(5)合并非甾体消炎药使用禁忌证的患者可选择对乙酰氨基酚止痛或直接选择阿片类镇痛药。

(6)用非甾体消炎药时,注意与其他药物的相互作用,如 β 受体阻滞药可降低非甾体消炎药药效;应用抗凝剂时,避免同时服用阿司匹林;与洋地黄合用时,应注意洋地黄中毒。

(7)服用非甾体消炎药时要定期监测血压、肝肾功能、血常规和大便潜血。

(四)阿片类镇痛药物

1.阿片类药物的概述

阿片类药物治疗是癌痛三阶梯镇痛疗法中主要的治疗手段,而其代表药物吗啡的消耗量已成为 WHO 评价一个国家癌痛控制状况的指标,这些都充分体现了阿片类药物在癌痛治疗中的重要性。

(1)阿片类药物的作用机理:阿片类药物主要通过与体内各处的特异性阿片受体结合而产生中枢镇痛等多种药理效应。疼痛刺激使感觉神经末梢兴奋并释放兴奋性递质(P 物质),并与神经元受体结合,将痛觉传入脑内。感觉神经末梢存在的阿片受体与神经元释放的脑啡肽结合,使 P 物质的释放减少,从而阻止痛觉的传入,使痛觉减轻。目前已知具有镇痛作用的阿片受体包括:μ(mu)、K(kappa)、δ(delta)受体。

(2)药物耐授予药物依赖:阿片类药物可导致药物的耐受和依赖,对癌痛的规范化治疗带来影响。药物耐受性是人体在重复给药的情况下形成的对药物反应性逐渐减弱的状态,必须增加剂量才能维持原有的镇痛效果,其特点是具有可逆性及交叉耐受。药物依赖性可分为身体(生理)依赖和精神(心理)依赖:生理依赖性是突然中断阿片类药物治疗时导致的一系列戒断症状,用药后可迅速消失;精神依赖性即成瘾,是药物产生一种愉快满足的或欣快的感觉,驱使患者心理上渴求并迫切寻求这种感觉而反复使用药物的状态。

2.阿片类药物的分类

(1)根据药物的来源可分为:天然的生物碱、半合成的阿片生物碱衍生物、完全人工合成的阿片类药物三大类。

(2)根据药物药效的强弱可分为:弱阿片类和强阿片类药物。

(3)根据药物与阿片受体的相互作用可分为:①完全激动剂:是 μ、κ、δ 受体激动剂,如吗啡、可待因、美沙酮、芬太尼、羟考酮等;②部分激动剂:如丁丙诺啡、喷他佐辛等,其镇痛作用存在极限;③受体激动-拮抗混合剂:如纳布啡、纳洛酮等,此类药物不能与吗啡等完全激动剂同服,以免促发戒断综合征,使患者疼痛加剧;④受体拮抗剂:如纳洛酮等,可以逆转强阿片类药物的药理作用,用于吗啡过量的抢救。

3.弱阿片类药物在临床上的应用

(1)可待因:可待因是弱阿片类药物的代表,为阿片中的天然成分。可待因口服吸收快,生物利用率约为 40%,与吗啡相仿,但其镇痛作用仅为吗啡的 1/10。可待因能直接抑制延髓的咳嗽中枢,产生较强的镇咳作用。临床上常用于治疗干咳,对多痰或痰液黏稠者不宜使用。

临床应用:可待因的常用剂量为 30~60mg,每日 3~4 次,口服给药。主要不良反应有便秘、恶心、呕吐,但症状多较轻。

(2)盐酸布桂嗪:盐酸布桂嗪为速效镇痛药,其镇痛作用约为吗啡的 1/3,一般注射后 10 分钟生效。对皮肤、黏膜和运动器官的疼痛有明显抑制作用,但对内脏器官的镇痛效果较差。临床上用于偏头痛、关节痛、恶性肿瘤引起的中重度疼痛等。

临床应用:盐酸布桂嗪的常用量为 50~100mg 皮下或肌内注射,每日 1~2 次。少数患者可有恶心、眩晕或困倦、黄视、全身麻木感等,停药后可消失,本药引起依赖性的倾向比吗啡类药物要低,但连续使用可产生耐受性和成瘾性。

(3)曲马朵(曲马朵):曲马朵兼具弱阿片激动剂和单胺类药物的双重作用,是一种人工合成的中枢性镇痛药。静脉注射的镇痛效果相当于吗啡的 1/10,但口服生物利用率高,镇痛效果相当于吗啡的 1/5。多用于中重度急慢性疼痛和手术后止痛,对神经病理性疼痛止痛效果优于吗啡,但不能替代吗啡用于癌痛的治疗。

常用剂型及用法:①盐酸曲马朵 50~100mg,每 4~6 小时 1 次,每日总剂量不超过 400mg,静脉、肌内、皮下注射或口服给药;②曲马朵缓释片(奇曼丁):一般从每次 50mg 开始服用,12 小时服用一次根据患者疼痛程度调整用约剂量,需吞服,不能嚼碎服用。

不良反应:用药后可能出现多汗、恶心、呕吐、眩晕、口干、疲乏等症状,一般较轻;成瘾性较弱但仍可出现。与乙醇、镇静药或其他中枢神经系统作用的药物合用会引起急性中毒。对阿片类药物过敏者慎用。

(4)氨酚待因(对乙酰氨基酚与可待因的复合制剂):可待因与非阿片类药物具有协同作用,能作用于中枢神经系统及延髓,起到镇痛、镇咳、镇静的效果。

常用剂型及用法:①氨酚待因Ⅰ号(对乙酰氨基酚 500mg+可待因 8.4mg):1~2 片,每4~6 小时口服 1 次;②氨酚待因Ⅱ号(对乙酰氨基酚 300mg+可待因 15mg):1~2 片,每 4~6 小时口服 1 次。

不良反应:用药后少数患者有头晕、出汗、恶心、嗜睡、一心悸等反应,停药后可自行消失。

(5)氨酚羟考酮(泰勒宁,对乙酰氨基酚与羟考酮的复合制剂):羟考酮是一种与吗啡作用类似的半合成阿片类镇痛药物,主要作用于中枢神经系统和器官的平滑肌而止痛和镇静;对乙酰氨基酚是苯胺类解热镇痛药成分。临床上将此药归类于弱阿片类药物,常用于中重度癌痛的治疗。

常用剂型及用法:其成分为对乙酰氨基酚 325mg+羟考酮 5mg,一般每 6 小时口服 1 片,或根据患者疼痛程度调整用量。

不良反应:常见的反应有轻微头痛、头晕、嗜睡、恶心、呕吐等,运动时加重,休息时减轻;少数患者可出现精神亢奋、便秘、皮疹和皮肤瘙痒,便秘症状一般较轻;长期大剂量使用时,可能会产生呼吸抑制;对羟考酮、对乙酰氨基酚过敏者禁用。

4.强阿片类药物在临床上的应用

强阿片类药物主要用于癌痛三阶梯疗法中的重度疼痛患者,无"天花板效应",使用不当时可产生耐药性和药物依赖,代表药物为吗啡。

(1)吗啡:吗啡是一种中枢性镇痛药,对所有疼痛均有良好的镇痛效果,尤其是持续性钝痛。吗啡除镇痛效果外,还具有镇静、镇咳、止泻、改善呼吸等作用。临床上常用于中重度癌痛,有即释、缓释、控释三种剂型。

1)即释吗啡:具有吸收迅速、起效快的特点,维持时间4～6小时。

常用剂型及用法:硫酸或盐酸吗啡片:5～30mg口服,每4～6小时1次;盐酸吗啡注射液:5～10mg,每4～6小时1次,皮下或肌内注射。

不良反应:最常见的反应有便秘、恶心、呕吐、头晕、嗜睡等,大剂量使用时,可能会导致呼吸抑制;长期使用可产生药物耐受和精神依赖性;支气管哮喘、原因不明的疼痛、严重心功能不全、颅内压升高、严重肝、肾功能不全、对吗啡或其他阿片类药物过敏者禁用。

2)美菲康(盐酸吗啡缓释片):口服后1小时起效,作用维持12小时,适用于慢性重度癌痛,常用剂量为10～30mg.每12小时口服一次。服用时应注意整片吞服,不可嚼碎。

3)美施康定(硫酸吗啡控释片):适用于慢性重度癌痛,一般开始剂量为10～30mg,每12小时1次,整片吞服,或根据患者疼痛情况进行剂量滴定。对于顽固性恶心、呕吐、吞咽困难、意识障碍的患者可采取直肠给药,以缓解疼痛。

不良反应与吗啡相同,主要有恶心、呕吐、便秘、头晕、排尿困难等,呼吸抑制较吗啡片轻,可出现生理依赖性。甲状腺功能减退、肝肾功能障碍、阻塞性肠道疾患、重症肌无力等患者及儿童慎用。

(2)奥施康定(盐酸羟考酮控释片):奥施康定中有效成分羟考酮是一种半合成阿片受体激动剂,主要作用于中枢神经系统,镇痛效果比吗啡高出50%左右,口服生物利用率较高。临床上常用于晚期恶性肿瘤引起的中重度疼痛。

常用剂型及用法:奥施康定有5mg、10mg、20mg和40mg多种单片剂型,初始用药10mg口服,每12小时1次,根据疼痛程度调整用量;口服时应注意整片吞服,不得嚼碎或研磨,以免加重药物的不良反应。

不良反应:最常见的反应有便秘、恶心、嗜睡、头晕、呕吐、排尿困难等,随着用药时间的延长,与药物有关的不良反应明显减少;对羟考酮过敏、支气管哮喘、麻痹性肠梗阻、高碳酸血症的患者禁用;肝、肾功能损伤的患者应根据情况减量使用,同时注意监测以调整用药剂量。

(3)美沙酮:美沙酮为一种碱性脂溶性药物,是阿片受体激动剂,药效与吗啡类似,具有镇痛、镇静、缩瞳、呼吸抑制等作用,其特点为口服吸收良好、作用时间较长、不易产生耐受性、药物依赖性低,临床常用于慢性重度疼痛(作为吗啡的替代使用)。

常用剂量及用法:口服:5～10mg、每8～12小时1次,根据疼痛程度、年龄、既往使用止痛药的情况调整用量;肌肉或皮下注射:5～10mg/次,因三角肌注射血浆峰值高,作用出现较快,多采用肌内注射,而皮下注射可引起局部疼痛,一般不推荐。

不良反应:与吗啡相似,常见的反应有头痛、眩晕、恶心、出汗、嗜睡、过量时有欣快感、便秘、直立性低血压等,一般症状较吗啡轻,但较持久。

(4)多瑞吉(芬太尼透皮贴剂):芬太尼为阿片受体激动剂,是高效阿片类镇痛药,主要作用为止痛和镇静。透皮给药即药物贴在皮肤表面,通过皮肤渗透吸收药物达到止痛目的,是一种简单便利的持续给药方法。透皮贴剂与口服药相比,作用时间长,避免肝脏的首过效应,生物利用度高,毒副作用小,血药浓度稳定;与胃肠外给药相比,无创伤,无须设备,费用相对较低,容易被患者接受。多瑞吉常用于需要应用阿片类止痛药物的重度慢性疼痛。一般从 $25\mu g/h$ 开始,根据患者疼痛状况调整剂量,每 48~72 小时更换一次。

具体使用方法:选择躯干或上臂非刺激及非辐射的平整皮肤表面,最好是无毛发部位,如有毛发在使用前予以剪除(无须用剃须刀剃净),清水清洗局部,待完全干燥后揭去保护层将黏附层贴于皮肤表面(不能有气泡产生),手掌用力按压 30 秒,以确保贴剂与皮肤完全贴附,尤其应注意其边缘部分。72 小时更换时,应在另一部位使用新的多瑞吉,几天后才可在相同的部位上重复使用。

注意事项:多瑞吉的不良反应较口服吗啡要少而且程度较轻,可有恶心、呕吐、头晕等反应,但多为自限性的,一般不进行处理 2 周内可自行缓解。与所有强阿片类药物相似,多瑞吉也可产生呼吸抑制,但因其药物经皮缓慢释放,短时间内很难达到较高血药浓度,故常表现为过度镇静和嗜睡,能及时被家属或医护人员发现并处理,发展为呼吸抑制的概率较少。使用多瑞吉时皮肤给药部位应避免加热或加压,以免加快药物吸收,引起严重的不良反应。建议使用多瑞吉前应先用短效阿片类药物较好的控制疼痛,对不稳定、需经常调整剂量的疼痛不推荐使用多瑞吉。

5.阿片类药物的用于癌痛治疗的主要原则

(1)阿片类药物分阶段进行治疗:阿片类药物治疗可分为两个阶段,短效即释阿片类药物滴定阶段和控缓释剂型的维持阶段:①短效阿片类药物的滴定,主要是为了尽快止痛,确定有效的止痛剂量,稳定控制疼痛。按时给予短效阿片类药物控制基础性疼痛,按需给药控制暴发痛。患者出现暴发痛时,应选用起效快、作用时间短的止痛药按每日阿片类药物总剂量的 10%~20%给药,根据疼痛控制情况必要时每小时用药一次,并将每日治疗暴发痛的剂量计入次日阿片类药物总量,折算为分次给药的剂量按时给予;②控缓释阿片类药物的维持阶段。癌痛多数是慢性持续性疼痛,需要长期服用止痛药物,可在疼痛控制后将短效阿片类药物的剂量转换成控缓释剂型的剂量,从而延长给药间隔,简化治疗,减少患者夜间服药对睡眠的影响。当患者出现暴发痛时应给予即释剂型进行镇痛处理。

经过药物镇痛处理后效果不理想(未达到患者目标)或疼痛评分≥4 分时,应再次评估疼痛性质及分析镇痛治疗中存在的不足,按 NCCN 指南推荐的流程进行改进:根据过去 24 小时所用阿片类药物的总剂量(包括按时和按需给药的总和),计算需要增加的剂量;同时根据患者症状的轻重程度决定阿片类药物滴定及剂量增加速度。如疼痛评分 1~3 分时,考虑剂量增加25%;疼痛评分 4~6 分时,考虑剂量增加 25%~50%;疼痛评分 7~10 分时,考虑剂量增加50%~100%。

(2)阿片类药物的选择原则:①癌痛治疗中应选用完全阿片受体激动剂,如吗啡、羟考酮、芬太尼等,尽量不选用混合激动-拮抗剂,如布托啡诺、喷他佐辛等,因这类药物有镇痛作用的极限,对有身体依赖的患者会促发戒断症状,增加疼痛;②药物滴定时尽可能选择短效阿片类药物,避免使用半衰期较长的阿片类药物,如美沙酮等;③芬太尼不适用于短效阿片类药物滴定阶段及从未使用过阿片类药物的患者,建议用于阿片类药耐受患者的镇痛;④不推荐使用哌替啶进行癌痛的止痛治疗,因癌痛患者需反复肌内注射哌替啶,可在身体局部形成硬结影响药物的吸收,同时易产生耐药和身体依赖,一般哌替啶只用于急性短时疼痛;肾衰竭的患者应谨慎使用止痛药物。

(3)阿片类药物的相互转换:阿片类药物之间可以按照一定比例相互转换,为药物维持或药物间轮替提供依据,如用一种阿片类药物滴定后转换为控缓释剂型的阿片类药物维持,以及患者对一种阿片类药物使用不耐受需更替为另一种药物进行镇痛时。常用阿片类药物剂量转换:多瑞吉 25μg/h=静脉/皮下注射吗啡 20mg/d=口服吗啡 60mg/d=口服羟考酮 30mg/d=静脉/皮下注射可待因 130mg/d=口服可待因 200mg/d。

(五)辅助药物

癌痛三阶梯疗法中推荐任何阶段的疼痛都可以根据患者的病情选择使用辅助药物,以提高镇痛效果,从而缓解患者的症状。除了非阿片类消炎镇痛药可以辅助阿片类药物镇痛以外,还包括一些常用的抗抑郁、抗惊厥、催眠镇静等辅助药物。

1.抗抑郁药物

抗抑郁药物能增加阿片类药物的镇痛效果,对神经痛特别是持续性灼痛效果较好,同时能改善心情,缓解神经病性疼痛。抗抑郁药包括:①三环类(TCA):是高选择性的 5-羟色胺,降低疼痛的感受,如阿米替林、去甲替林、多虑平等;②选择性 5-羟色胺再摄取抑制剂(saris):如西酞普兰、氟西汀、帕罗西汀等;③非典型抗抑郁药/其他药物:文拉法辛、萘发扎酮、曲唑酮等。

2.抗惊厥药物

抗惊厥药对神经损伤引起的撕裂痛及烧灼痛有一定疗效,如带状疱疹引起的疼痛,对尖锐的刺痛、刀刺样或电击样神经源性疼痛也有效,主要用于神经病理性疼痛,尤其是有明显肿瘤压迫或浸润神经丛的疼痛有较好的镇痛效果。卡马西平可诱导肝药酶表达,从而影响其他药物代谢,对于同时服用多种药物的患者应慎用。加巴喷丁、普瑞巴林等与其他抗惊厥药物联合使用时相互不影响血药浓度,对顽固性、难治性的神经性疼痛与阿片类药物合用可增强镇痛效果。抗惊厥药物的不良反应有共济失调、头晕、头痛、感觉异常等,临床常用于抗抑郁药物无法缓解的疼痛时。

3.镇静安眠药物

使用镇静安眠药物可降低机体活动性、诱导睡眠、缓解焦虑状态,通过有效的镇静作用,使患者的许多症状(包括疼痛)获得缓解。主要用于其他治疗手段效果不佳的顽固性疼痛的处理。常用药物有苯二氮䓬类:劳拉西泮、咪唑二氮䓬等。

4.皮质类固醇

皮质类固醇是由肾上腺皮质产生的类固醇,多数为激素类,具有抗炎、镇痛、消除疲劳、改善情绪、促进食欲、减轻脑及脊髓水肿等作用,包括糖皮质激素、盐皮质激素和性激素等,以地塞米松和泼尼松最常用。此类药物与阿片类药物合用能有效缓解臂丛、腰骶丛神经痛,对肝及内脏转移引起的牵拉痛,头颈、腹部或盆腔等部位肿瘤浸润产生的酸痛及胀痛都有止痛效果。

皮质类固醇与非甾体抗炎药联合使用时,可能会加重胃肠道反应,应多加注意;长期使用后需逐渐减量至停药,以免引起肾上腺抑制。

5.用于骨痛的辅助药物

肿瘤骨转移常引起严重的骨痛,主要是因为恶性肿瘤引起破骨细胞的骨吸收所导致,而骨吸收还可造成骨质疏松、高钙血症及病理性骨折。双磷酸盐能缓解部分骨转移患者的疼痛,减少镇痛药物的用量。常用的双磷酸盐有:第一代:氯甲双磷酸二钠(骨膦);第二代:帕米膦酸二钠(阿可达);第三代:伊班膦酸钠(艾本)、唑来膦酸(健润、择泰)等。临床上第三代双磷酸盐常用,其主要不良反应为流感样症状,如发热、骨痛、疲乏、寒战、肌肉及关节痛等。

二、恶性肿瘤疼痛的其他治疗方法

通过三阶梯镇痛药物的治疗方法可使80%以上癌痛患者的疼痛得到有效控制和缓解,还有一些其他的治疗方法也可以结合药物治疗帮助患者改善疼痛症状。这些能缓解癌痛的治疗方法包括:抗肿瘤治疗、介入治疗、麻醉、非药物治疗等。

(一)抗肿瘤治疗

1.外科手术治疗

早期恶性肿瘤通过外科手术治疗能取得满意的治疗效果,部分能达到治愈的目的;对于晚期恶性肿瘤采用姑息性手术对原发灶和转移病灶进行切除,可缓解患者的疼痛,提高患者的生存质量。如晚期空腔脏器的肿瘤不能手术切除又合并有梗阻时,可根据患者的情况选择造瘘术或捷径吻合术,从而缓解患者因梗阻造成的症状。

2.化学治疗

抗肿瘤药物的应用能使部分恶性肿瘤患者获得治愈或长期缓解,并可以让大多数患者的癌痛症状得到长期控制,从病因上消除恶性肿瘤所致的疼痛。化学治疗作为恶性肿瘤综合治疗的手段之一,目前在晚期肿瘤疼痛的姑息治疗中占有越来越重要的地位。

3.放射治疗

放射治疗不仅能治疗和控制恶性肿瘤,还能缓解恶性肿瘤引起的疼痛。当恶性肿瘤病灶压迫或浸润神经引起疼痛时,70%~85%的患者可通过放射治疗来减轻疼痛症状。特别是恶性肿瘤溶骨性骨转移、脑转移、脊髓受压、周围神经肿瘤浸润等导致的疼痛,局部的放射治疗可使肿瘤缩小或消退,从而使疼痛明显减轻;但对于部分体腔内多脏器肿瘤转移所造成的疼痛,则不适宜进行放射治疗。

(二)介入治疗

在恶性肿瘤疼痛的患者中有部分是在经过严格的三阶梯镇痛疗法治疗后仍有剧烈疼痛,或不能耐受三阶梯疗法,需其他方法缓解疼痛的顽固性癌痛或难治性癌痛患者,约占癌痛患者总数的10%~20%。介入治疗作为三阶梯镇痛疗法的有效补充,能有效地治疗顽固性癌痛,是慢性癌痛治疗的重要手段。

介入治疗的目的包括两方面:一是克服传统给药途径时患者不能耐受止痛药物的不良反应。主要方法有通过硬膜外、椎管内、神经丛等途径给药,能减轻阿片类药物的胃肠道反应,降低阿片类药物的使用剂量,如蛛网膜下腔吗啡泵入的镇痛治疗;二是通过单神经阻滞的方法有效控制慢性癌痛,对肿瘤病灶明确的癌痛可采用经皮椎体成形术、神经损毁性手术、神经刺激疗法、射频消融术等。

介入治疗前应详细评估患者的预期生存时间、身体状况、是否存在抗肿瘤治疗的指征、有无介入治疗的潜在并发症等，根据患者的病情选择合适的介入治疗方法。

（三）麻醉治疗

1.麻醉方法包括五个主要类型

末梢神经阻滞、肌筋触发点注射、自主神经阻断、鞘内神经阻滞以及使用一氧化氮等药物麻醉方法。

2.局部麻醉药（局麻药）

能可逆性阻断神经冲动的发生与传导起到局部麻醉的作用，常用于癌痛治疗中的各种阻滞、患者自控硬膜外镇痛（PCEA）、患者自控神经丛镇痛（PCNA）。常用局麻药有利多卡因、丁哌卡因、罗哌卡因等。

（四）非药物治疗

恶性肿瘤患者疼痛存在的全程除进行抗肿瘤及镇痛药物治疗以外，还应当给予必要的心理、社会、精神关怀等非药物治疗。非药物治疗包括精神照顾、社会支持、心理关怀、物理疗法、中医治疗等。

1.精神照顾

是姑息患者重要的治疗手段，通过同理心（换位思考）等方法，使患者了解生存的意义，缓解其灵性痛苦，充分调动患者的积极性，配合止痛治疗和康复锻炼。

2.社会支持

由医护人员、社工、志愿者、患者家属等共同组成患者的社会支持体系，努力实现患者的愿望。

3.心理关怀

心理关怀是通过认知—行为训练等方法帮助患者克服焦虑、抑郁等不良情绪，进行自我调整，包括催眠术、放松疗法、生物反馈、精神治疗以及认知重建等，是慢性癌痛治疗时常用的心理治疗方法。如转移或分散注意力：默数、给自己唱歌、听音乐、看电视、与家人及朋友交谈等。

4.物理疗法

应用电、光、声、磁、冷、热等物理因素进行治疗，降低机体神经兴奋性、调节自主神经功能、缓解肌肉痉挛、促进血液循环、改善组织缺氧、加速致痛物质代谢，有利于缓解患者的疼痛。如热疗、冷疗、按摩、皮肤刺激及经皮电神经刺激等。

5.中医治疗

包括气功、针灸或穴位压迫等，针刺镇痛能使脑内内源性阿片肽释放增加，达到镇痛的目的。

第四节　恶性肿瘤疼痛的护理

一、阿片类药物主要不良反应的预防及护理

（一）便秘

便秘是指粪便干结、排便次数减少、排便困难或排便不尽感，是晚期癌痛患者的常见症状。

约90%以上使用阿片类止痛药物的患者均有便秘,是阿片类药物唯一的长期不良反应。临床上往往处理便秘较控制疼痛更为困难,因此在开始口服阿片类药物时,需制定一个有规律的预防便秘方案,包括缓泻剂和大便松软剂两大类。复合制剂因兼具以上的两种功能可作为防治便秘的首选药物,如多库酯钠丹蒽醌胶囊、车前番泻颗粒等。常用于便秘的药物还有比沙可啶、乳果糖、山梨醇等。中药是我国防治便秘的一大特色,常用的有番泻叶、麻仁润肠丸、便乃通、四磨汤等。

发现患者直肠内有不易排出的粪块时,可使用直肠栓剂帮助排便,无效时可行温盐水或清水灌肠。直肠润滑剂不宜经常使用,以免影响患者肛门括约肌的功能,导致排便无力,增加患者的痛苦。

鼓励患者多饮水,多吃蔬菜和水果等富含纤维素的食物,注意调整饮食结构,适当活动,预防便秘的发生;养成有规律的排便习惯,若患者三天未排便应积极处理。

（二）恶心及呕吐

恶心及呕吐是止痛药物常见的短期不良反应,10%～40%使用阿片类药物的患者伴有不同程度的恶心和呕吐。恶心和呕吐一般出现在用药初期,大多在4～7天内缓解,以后症状逐渐减轻并完全消失。

治疗原则:口服阿片类药物的同时或一旦出现恶心时,应按时预防性使用止吐药物,而不是等出现呕吐时再临时用药;先选择一种药物止吐至最佳剂量,效果不佳时再联合另一种药物,或更换为另一类药物,避免同类药物间转换;联合用药效果优于单药治疗。

常用药物:多巴胺受体拮抗剂,如甲氧氯普胺、氟哌啶醇等;5 羟色胺（5 HT）拮抗剂,如昂丹司琼、托烷司琼、帕洛诺斯琼等,此类药物可引起便秘;抗组胺药物,如异丙嗪、美克洛嗪等;糖皮质激素,地塞米松等。地塞米松联合甲氧氯普胺是常用及有效的联合止吐方案。

（三）谵妄

阿片类药物所致谵妄的发生率小于5%,主要表现为认知功能异常,多发生于首次使用或快速增加剂量的癌痛患者。终末期癌痛患者谵妄的发生率明显增加,可高达20%～90%,越临近死亡发生的概率越高。治疗时应注意调节水电解质平衡,纠正脱水,使用抗精神疾病类药物,如氟哌啶醇、利培酮等。护士应加强巡视,做好安全防护,防止坠床/跌倒的发生。

（四）尿潴留

阿片类药物能使膀胱括约肌张力增加、膀胱痉挛导致尿潴留,其发生率低于5%。老年患者、同时使用镇静剂、鞘内或硬膜外给药时、合并前列腺增生症等因素使尿潴留发生的危险性增加。癌痛患者在使用阿片类药物时应尽量避免同时给予镇静剂;养成及时排尿的习惯,避免憋尿及膀胱过度充盈。当患者出现排尿困难或尿潴留时,应先鼓励患者自行排尿,采用流水诱导法,或用热水冲洗会阴部,热敷或按摩膀胱区等方法诱导排尿;若诱导排尿无效时可考虑短期留置导尿;若出现持续尿潴留难以缓解者,可考虑更换止痛药物。

（五）嗜睡、镇静

在阿片类药物治疗的初期及大幅度增加药物剂量（100%）时,会出现镇静和嗜睡等不良反应,表现为注意力分散、思维能力下降、表情淡漠等,一般数日后自行消失。

过度镇静的处理方法:减少阿片类药物的剂量或减少分次剂量而增加给药次数、更换其他止痛药物、改变给药途径。

预防:初次使用剂量不宜过高,剂量调整以 $25\%\sim50\%$ 的幅度逐渐增加,老年患者更应避免快速增加剂量。严密观察镇静的程度及呼吸,过度镇静可发生呼吸抑制。

(六)阿片类药物过量及中毒——呼吸抑制

呼吸抑制是使用阿片类药物过程中最严重的不良反应。通常发生于第一次使用阿片类药物且剂量过大的患者,同时伴有中枢神经系统的抑制。随着反复用药连续治疗后,这种不良反应发生的危险性逐渐减小。事实上疼痛本身是呼吸抑制的天然拮抗剂,通常疼痛未控制的患者不会出现呼吸抑制。

阿片类药物过量及中毒时,表现为针尖样瞳孔、呼吸抑制(呼吸次数少于 8 次/分,伴有血氧饱和度下降,潮式呼吸,发绀等)、昏迷、皮肤湿冷、骨骼肌松弛等,有时会出现心动过缓和低血压。当患者出现症状性呼吸抑制时可选用阿片类药物拮抗剂纳洛酮解救。纳洛酮能竞争性地阻止并取代阿片样物质与受体结合,阻断其作用,以清除中毒症状。纳洛酮的常用方法:$0.2\sim0.4mg$ 加入 $10\sim20ml$ 生理盐水中缓慢静脉推注,或纳洛酮 $0.2\sim0.4mg$ 给予 $1:10$ 稀释液缓慢静滴;静脉输液速度应根据病情调节,密切监测患者的生命体征,直至患者恢复自主呼吸。

(七)身体依赖和耐药性

癌痛患者在长期使用阿片类药物后常因药物耐受性而误认为药物成瘾,从而影响疼痛的治疗,给患者带来痛苦。在阿片类止痛剂使用过程中可伴有身体依赖和耐药性,是使用这类药物时正常药理反应。身体依赖的特点是当治疗突然停止时,会出现戒断综合征。耐药性的特点是随着药物的重复使用,其药效降低,需增加药物剂量或缩短给药间隔时间,才能维持止痛效果。身体依赖和耐药性并不妨碍阿片类药物的使用。

(八)精神依赖

精神依赖即所谓成瘾,是滥用药物的行为表现形式。其特征是渴望用药,不可遏制地设法获得药品,

为了"舒服"而不是为了止痛。随着癌痛治疗及合理用药宣传教育工作的开展,在阿片类药物医疗消耗量

增加的同时并未增加药物滥用的危险。大量临床经验表明,在使用阿片类止痛剂治疗慢性癌痛的患者中,

很少发生精神依赖。

二、PCA 应用的护理

患者自控式止痛方式(PCA):是指需要采取非肠道给药的患者,通过恒速微量泵由静脉、皮下或椎管

内给药连续性输注止痛药物,患者可自行控制以追加药物剂量缓解疼痛。PCA 的优点:有效止痛,避免单次注射效应;降低患者对止痛药的需要量及减少给药时间的延误;患者可控制剂量,减少对专业人员的依赖,增加患者自我照顾的能力。

(一)向患者介绍 PCA 泵的特点及其安全性

PCA 是经皮下、静脉或椎管内留置导管,以医用硅胶囊收缩为动力,用流量控制管控制药

液流速,实现微量持续输注,达到定时、定量、患者控制加量、安全有效镇痛的目的。当患者在日常剂量使用中仍感觉疼痛时可随时按动手柄,追加剂量以达到止痛效果。PCA具有操作方便、药物作用迅速的特点。

（二）PCA 使用中的注意事项

当出现管道打折、堵塞、药液用完等情况时,PCA泵会自动报警,发出"嘀、嘀、嘀——"的声音。此时应告知患者不要紧张,可及时与护士和医师联系,医护人员会解决上述问题。护士应注意观察穿刺部位有无渗出,告诉患者活动时不要牵拉 PCA 泵的管道,防止将导管从体内拔出造成脱管,影响镇痛效果。

（三）做好镇痛药不良反应的护理

1.观察患者有无恶心、呕吐等情况,及时给予止吐药物预防处理,患者呕吐后应及时用清水漱口,避免口腔异味刺激再次出现呕吐。

2.观察患者睡眠时的呼吸情况,出现嗜睡症状时护士应经常唤醒患者,并提醒麻醉医师是否需要减少止痛药的剂量。

3.护士应注意观察患者的肠蠕动的情况如肠鸣音、排气、排便等,肠蠕动抑制时应指导患者在病情允许的情况下适当活动,如增加翻身次数或床边活动,通过热敷腹部等增进肠蠕动,能进食的患者可以鼓励其多进食含粗纤维的食物以利于排便。

三、恶性肿瘤疼痛的一般护理

（一）心理护理

1.评估患者个人对疼痛的反应及影响因素

文化程度、自己或亲人过去遭受疼痛的经验、疼痛持续的时间、患者是否自我感觉有能力控制疼痛、医生护士的认知是否帮助患者建立缓解疼痛的信心等。建立良好相互信任的护患关系,取得患者及家属的信任、支持与配合,认同患者陈述的疼痛感受及反应,鼓励其主动表达疼痛,与患者及家属共同讨论疼痛控制的目标。

2.评估疼痛对患者身体的影响

如睡眠形态紊乱、食欲受限、恶心呕吐等,疼痛评分越高,对患者身体的影响越大。

3.指导患者分散注意力、放松和调整心境,使患者的注意力及心境从疼痛及伴有的恶劣情绪中转移。放松练习的方法包括慢节奏呼吸、简单抚摸、按摩或保暖及主动听音乐等。

4.精神安慰及社会支持

鼓励患者参加社会活动,如抗癌协会、病友支持组织、宗教信仰等,争取亲人、病友、朋友及社会的支持,用积极的心理情感,阻断疼痛的恶性循环,消除焦虑、沮丧、恐惧,排解愤怒,疏导情绪障碍等。

（二）营造优美舒适的环境

保持病室安静、整洁、光线充足、室温适中、空气新鲜,减少对患者的刺激。将患者安置于合适的体位,使其舒适、放松,减少体位不当带给患者的痛苦。为患者创造一个良好的环境,可提高痛阈,减轻疼痛。

（三）实施非药物止痛的护理技巧

疼痛是一种主观感受,并受生理、心理、社会因素的影响,因此虽然药物治疗是最常用的止痛手段,但非药物止痛治疗同样不可忽视。根据患者疼痛的部位、性质、伴随症状、诱发因素等不同,采用热敷、冷敷、按摩、针灸等非药物止痛方法辅助镇痛,可以取得较好效果。鼓励患者进行适当活动,如低强度体育活动、沐浴、松弛肌肉、做腹式深呼吸等,也能缓解患者的紧张情绪,减轻疼痛症状。

(四)健康教育

(1)开展有针对性的止痛知识教育,使患者认识到止痛治疗在肿瘤综合治疗中的重要性,告知其忍痛的危害;正确引导患者及家属,使其认识到通过规范化的药物、合适的剂量、适时的间隔、因人而异的治疗方法,大多数癌痛是可以控制的,使患者树立战胜疾病的信心。

(2)讲解疼痛及其治疗的相关知识,教会患者应用疼痛评估工具,正确表达疼痛状况,消除患者的顾虑,特别是那些不愿意报告疼痛、害怕药物成瘾、担心药物不良反应的患者,保证疼痛治疗能有效实施;讲解患者所用药物的名称、剂量及用药时间,告知其药物可能产生的不良反应及其应对方法。

(3)指导患者进行疼痛的自我管理按时服药,尽量避免自行调整药物剂量及改变止痛方案;告知患者在止痛治疗期间要密切观察疗效、评估疼痛控制情况及药物产生的不良反应,随时与医务人员沟通,定期随访或复诊。

(4)告知患者及家属吗啡及其他阿片类药物是癌痛治疗的常用药,规范使用极少出现成瘾的现象,但此类药物属于管制药品,应妥善、安全地保管,避免药物的流失。

四、恶性肿瘤疼痛的护理记录

患者新入院时,护士应对其进行疼痛筛查,并记录于住院患者首次评估单中;对于有疼痛的患者,护士应及时通知医师进行疼痛评估及处理;护士应将疼痛评估结果及采取的止痛措施记录在护理记录单上。癌痛患者的护理记录内容应包括:疼痛发生的时间、部位、性质、评分及疼痛时伴随的症状等;药物治疗效果及出现的不良反应;使用干预措施后再次评估疼痛状况及评价疼痛控制效果等。

(一)疼痛观察记录表

为了准确并连续记录患者的疼痛强度,临床上常将疼痛的动态评估结果记录在生命体征记录单(即体温单)上。

1.疼痛观察记录表的记录方法

(1)符号:用红"×"表示。

(2)绘制及连线:相邻2次疼痛评分之间用红线相连。

(3)使用镇痛处理后再评估的绘制:镇痛处理半小时后的疼痛评分,画在镇痛处理前疼痛分值的同一纵格内,用红圈"O"表示,并以红虚线"…"相连;镇痛处理后疼痛评分下降则向下连线(挂灯笼),镇痛处理后疼痛评分上升则向上连线(飘气球)。

2.疼痛观察记录表记录的注意事项

(1)疼痛评分0～3分:入院首次疼痛评估时开始绘制,疼痛评分0～3分时每日普查一次,绘制在下午2:00处(注:询问患者一天中疼痛最高分值)。

(2)疼痛评分4～6分:当患者疼痛评分4～6分时,应每日观察4次,时间为6-14-18-22。直至连续三天疼痛评分≤3分,即可改为每日评估一次。

（3）疼痛评分 7～10 分：当患者疼痛评分≥7 分时，应连续观察 6 次疼痛状况，即 2-6-10-14-18-22。当疼痛评分≤6 分时，即可改为每日观察 4 次。

（4）当患者外出检查时，疼痛评分可以回顾性补记。

（二）疼痛评估表

全程评估疼痛及相关护理问题，评价药物不良反应的程度及耐受情况。

（1）系统评估：患者癌痛的相关内容，包括疼痛的部位、性质、发生时间、疼痛强度、临时使用止痛药物等，准确记录在疼痛评估表一上。

1）详细询问患者癌痛的部位，将患者最痛部位在人体正反面线条图上用蓝色"×"标注。

2）引导患者正确描述癌痛的性质，有无放射痛、牵涉痛，若超出疼痛评估表可选择范围时，应注意补充说明。

3）使用 NRS 及 VAS 分级法进行疼痛评分。对于 0～3 分的患者每日评估观察 2 次，即 8～20 点进行评估，并用红"×"表示，相邻 2 次疼痛评分之间用红线相连；4～6 分的中度疼痛应每日评估观察 4 次，可于 6～12～18～24 点或 q6h 进行评估；7 分以上的重度疼痛建议 q1h 评分连续 24 小时后再转为 q6h 继续观察。

4）记录止痛药物使用情况，临时用药记录在药品和剂量栏中，长期用药在表格之外的下方进行备注。这样记录能及时评价患者的镇痛效果，了解患者镇痛药物的维持剂量，有利于医师制定镇痛方案。

（2）护士在癌痛患者的管理中承担着不容忽视的作用。癌痛患者除使用止痛药物以外，还可采取相应的护理措施来缓解患者的痛苦。阿片类止痛药物使用时常见的不良反应有便秘、恶心、呕吐、嗜睡等，护士在评估患者疼痛程度的同时，也应多加关注，及时处理。临床上护士每日应采取有针对性的镇痛护理措施，观察患者使用止痛药物的不良反应，并将相关内容记录。

（3）重度疼痛及使用阿片类止痛药物进行滴定的患者，应每小时进行疼痛评估一次，持续 24 小时后可转为评估表一继续观察；在评估的同时应详细记录所使用药物的药名、剂量及给药途径，以便于动态地观察药物的效果，有效地调整药物剂量。

（三）随访

为了提高患者对癌痛规范化治疗的依从性，及时了解患者出院后的用药、疼痛控制效果以及药物不良反应等情况，医护人员应建立患者随访机制，共同做好癌痛的管理工作。随访包括出院患者随访和门诊疼痛患者随访：建立出院和门诊癌痛患者随访制度，随时评估患者状况，做好随访记录，填写疼痛回访记录表，必要时通知医师进行相应处理；指导患者在家的自我护理及效果评价，解答患者的疑问，建议患者按时复诊，及时处理止痛治疗中出现的问题。

五、恶性肿瘤疼痛治疗展望

疼痛是恶性肿瘤患者一个常见的、严重的症状。WHO 三阶梯止痛原则提出合理有效的癌痛治疗标准为：疼痛控制在 3 分以下；每天疼痛发作次数不超过 3 次；每日给予止痛药的次数不超过 3 次；重度疼痛应在 24 小时内得到缓解。为了达到"让全世界的恶性肿瘤患者无疼痛"的目标，需要医护患之间共同努力，护士作为癌痛团队协作管理的新主体，肩负着不容忽视的责任。

第三章　头颈部肿瘤患者的护理

第一节　口腔癌患者的护理

口腔是消化道的起始部,前方为口唇,两侧为颊部,上部为硬腭,下部为口底,后方与口咽部相连,内有舌体的前 2/3 部分。唇、上下齿龈、硬腭、口底、颊黏膜及舌前 2/3 部分发生的恶性肿瘤都称为口腔癌。在我国,口腔癌是较常见的恶性肿瘤,多发于 40~60 岁的中年人,男性较女性多发。发病率与地区、气候、种族和卫生习惯有关。

一、病因

(一)饮食因素

1.嗜好烟酒

口腔癌患者大多有长期吸烟、饮酒史。

2.喜好咀嚼槟榔块

咀嚼槟榔等混合物能引起口腔黏膜上皮基底细胞分裂活动增加,而导致口腔癌发病率上升。

3.营养摄入不足

维生素 A 缺乏所引起口腔黏膜上皮增厚、角化过度与口腔癌的发生有关。人口统计学研究显示摄入维生素 A 低的国家口腔癌发病率高。

(二)生物因素

1.口腔感染与局部刺激

口腔卫生不良、尖锐牙尖和不良修复体的长期刺激,被认为是口腔癌发生的原因之一。

2.病毒与梅毒

能感染口腔组织又具有潜在致瘤作用的病毒有两种:疱疹病毒和人乳头状瘤病毒。

(三)黏膜白斑与红斑

口腔黏膜白斑与增生性红斑是病因之一,黏膜白斑的癌变率在 3%~6%,舌部扁平苔藓恶变率 4%左右。

(四)环境因素

日光直接照射是唇癌的诱因之一。

二、病理与分期

(一)病理

口腔癌 90%为鳞状细胞癌,分为高、中、低分化鳞癌,其中高分化鳞癌占 60%以上。不常见的病理类型有小涎腺癌(腺癌、黏液表皮样癌、腺样囊性癌及涎腺上皮癌)、基底细胞癌、未分化癌、乳头状瘤病变等,极少见病理类型有恶性淋巴瘤、恶性黑色瘤和肉瘤等。

(二)临床分期

按照美国癌症联合委员会 2002 版口腔癌 TNM 分期如下(表 3-1):

表 3-1　口腔癌 TNM 分期

分期	标准
原发肿瘤(T)	
TX	原发肿瘤无法评估
T0	无原发肿瘤证据
Tis	原位癌
T1	肿瘤最大径≤2cm
T2	肿瘤最大径>2cm,但≤4cm
T3	肿瘤最大径>4cm
T4	(唇癌):肿瘤侵犯穿破骨皮质、下牙槽神经、口底或面部即颏或鼻的皮肤
T4a	(口腔癌):肿瘤侵犯邻近结构,例如:穿破骨皮质、侵入深部舌外肌、舌骨舌肌、腭舌肌和颈突舌骨肌、上颌窦、面部皮肤
T4b	肿瘤侵犯咀嚼肌间隙、翼板或颅底和(或)包绕颈内动脉
区域淋巴结(N)	
NX	无法评估有无区域性淋巴结
N0	无区域性淋巴结转移
N1	同侧单个淋巴结转移,直径≤3cm
N2	淋巴结转移
N2a	同侧单个淋巴结转移,直径>3cm,≤6cm
N2b	多个同侧淋巴结转移,其中最大直径≤6cm
N2c	双侧或对侧淋巴结转移,其中最大直径≤6cm
N3	转移淋巴结最大直径>6cm
远处转移(M)	
MX	无法评估有无远处转移
M0	无远处转移
M1	有远处转移
TNM 分期分组	
0 期	Tis、N0、M0
Ⅰ 期	T1、N0、M0
Ⅱ 期	T2、N0、M0
Ⅲ 期	T3、N0、M0 或 T1~3、N1、M0

分期	标准
Ⅳa 期	任何 T、任何 N2、M0
Ⅳb 期	任何 T、N3、M0
Ⅳc 期	任何 T、任何 N、M1

三、临床表现

(1)口腔癌共同的症状和体征是疼痛、溃疡、白斑和肿块。

(2)口腔癌发生部位不同,临床表现也不同。

1)唇癌:其发病率占口腔癌的 12.5%,以下唇的中外 1/3 部位为多见。病变表面常出现血痂及炎性渗出。下唇癌由于闭合功能受影响,可伴有严重的唾液外溢。

2)舌癌:在口腔癌中最常见,多为鳞状细胞癌,85% 以上多发生在舌体。早期症状表现为黏膜表面边界清楚、范围固定、颜色异常。体征明显时,表现为舌部肿块、溃疡伴疼痛不适。肿瘤侵犯舌根时,可出现放射性耳痛;侵入舌外肌引起舌运动受限;全舌受侵则引起舌固定、流涎、进食困难、语言不清。舌癌晚期由于舌运动严重受限、固定、唾液增多外溢,进食、吞咽、语言均感困难,且疼痛剧烈。

3)口底癌:多发生在舌系带两侧的前口底。局部出现肿块和溃疡,逐步可发生疼痛、流涎、舌活动受限、吞咽困难和语言障碍。

4)颊癌:多为鳞状细胞癌,早期病变多表现为黏膜粗糙,随着病情发展,可引起颊部溃疡,出现明显疼痛,严重可致张口受限,直至牙关紧闭。

5)牙龈癌:次于舌癌居口腔癌第二位。多为分化程度高的鳞状细胞癌,上牙龈癌比下牙龈癌多见。牙龈癌以溃疡型多见。早期向牙槽突及颌骨浸润,引起牙松动疼痛。继续发展可破坏颌骨,波及口底,侵入闭口肌群,发生开口困难,下齿槽神经受损,下唇麻木。上颌牙龈癌可侵犯上颌窦。

6)腭癌:多指硬腭癌,以腺癌为多见。腭癌多为外生型,易渗出和形成血痂,触之易出血,早期易侵犯骨质;晚期可出现牙松动或脱落。腭癌的淋巴结转移主要侵及颌下淋巴结。

7)磨牙后区癌:磨牙后区癌发病率不高,仅约占口腔癌的 7%。主要表现为局部疼痛溃疡和张口受限,有时疼痛可向耳部放射。淋巴结转移率为 26%~44%。

四、诊断

(一)临床检查

望诊和触诊是口腔癌检查或早期诊断的最好的检查手段,有助于了解病变波及的范围。

(二)辅助检查

1.X 线平片及断层摄影

在口腔癌侵犯上、下颌骨及鼻旁窦时能提供较多有价值的信息,但对口腔癌的定位信息、肿瘤侵犯范围特别是侵犯原发灶周围软组织的情况尚不能满足诊断和制定治疗计划的需要。

2.MRI、CT 检查

可帮助确定病变范围和有无骨受侵情况以帮助准确分期。

3.超声波检查

颈部彩色超声对判断颈部淋巴结的性质有一定帮助。

（三）脱落细胞学检查

适用于病变表浅的无症状的癌前病变或病变范围不清的早期鳞癌,作为筛选检查,然后对阳性及可疑病例再进一步作活检确诊。

（四）病理学检查

是诊断肿瘤的主要依据。对口腔癌的病理检查主要是直接取材活检。

五、治疗

（一）治疗策略

1.原发灶处理

原发灶处理方法有手术、放疗、化疗及其他治疗(包括低温治疗、激光治疗、免疫治疗、生物治疗等)。治疗方式以手术和放疗为主,手术和放疗的综合治疗效果优于单一治疗。

2.颈部淋巴结处理

如病变小、切缘阴性,厚度小于 2mm,无其他不良预后因素,可不处理颈部淋巴结;如病灶大有不利预后因素,则颈部需要处理。

（二）手术治疗

早期如没有造成残疾、影响美容和功能的危险均应首选外科手术治疗,或采用以外科治疗为主的综合疗法。

（三）放射治疗

对早期、未分化癌及低分化的口腔癌可首选放射治疗,对于已累及骨质、颈淋巴结转移的晚期肿瘤行单纯的放疗难以根治,需要进行综合治疗。

（四）化学治疗

化疗多数作为手术和放疗的辅助治疗,晚期患者可给予姑息化疗。口腔癌术前辅助化疗可以缩小肿瘤,为手术创造条件,还可提高远期疗效。常用药物有紫杉类药物、顺铂、氟尿嘧啶、氨甲喋呤等。

（五）其他

冷冻疗法、激光疗法、高温加热疗法等多用于早期浅表的口腔癌与晚期复发肿瘤的姑息治疗。免疫疗法及生物治疗可用于其他治疗的辅助治疗。

六、护理

（一）护理要点

1.饮食护理

(1)吞咽功能训练:由于口腔的正常功能被破坏,加之手术后手术视野涉及会厌和喉返神经,致使经口进食时食物易误入气管引起呛咳,进食受到影响。特别是对于刚拔除胃管改由口进食者,应指导进行吞咽动作的训练,指导座位或半坐卧位进食,进食速度不宜过快。

(2)饮食指导:鼓励少食多餐,宜进食高蛋白、高热量、高维生素(B族维生素)、易消化的清淡饮食,进食前后应用温开水漱口,以促进食欲。忌食煎炒、辛辣、刺激性、过硬、过热的食物,以保护口咽部黏膜。避免如热咖啡、冰激凌及柑橘类饮料等过热过冷或刺激口腔黏膜的食物。如疼痛影响食欲,可给予 2% 利多卡因于溃疡面喷雾,减轻疼痛后再进食。因口腔疼痛或吞咽困难不能进食者给予静脉营养支持,以促进组织的修复和神经功能恢复。

2.口腔放疗并发症的预防及护理

(1)放疗前:做好口腔护理预防组织损伤,减少局部刺激非常重要。戒烟禁酒、饭前饭后及时漱口清洁口腔。放疗前拔除龋齿,常规洁齿,积极治疗隐性感染灶。预防牙源性感染,避免并发放射性颌骨骨髓炎。

(2)放疗期间及放疗后处理:指导患者保持良好的口腔卫生习惯,每次进食后及时漱口,早晚刷牙;放疗除抑制异常细胞增生外,对正常口腔黏膜细胞也有杀伤作用,常因抵抗感染能力下降导致口腔黏膜病变。放疗期间使用含庆大霉素漱口水与 2.5% 的碳酸氢钠漱口水交替漱口。口腔局部溃疡及感染时,局部涂抹维生素 E 粉剂、喷洒表皮生长因子或涂擦碘甘油。如放疗后出现口腔内灼痛时,可于每次放疗结束后用含 2% 利多卡因的漱口水或冰水漱口,以减轻疼痛。

(3)口腔黏膜疼痛的护理:绝大多数的患者在放疗中甚至放疗后数月均口腔黏膜疼痛,使饮食和睡眠受到影响。疼痛者给予低能氦一氖激光理疗,可降低口腔黏膜的疼痛程度,缩短疼痛持续时间;饭前给予含利多卡因的漱口液含漱,减轻进食疼痛,必要时给予止痛药物,如芬太尼贴剂。

3.口腔修复术后的护理

口腔癌手术往往需要切除一些重要的解剖结构,这不仅造成较大的组织缺损,还会严重影响术后的功能。口腔癌修复不仅能关闭手术创面,还为患者功能恢复创造了一定的条件。术后修复包括软组织缺损修复、舌缺损和口底缺损修复、软腭缺损的修复、面颊部洞穿缺损的修复、骨组织复合缺损的修复等。护士需观察皮瓣有无渗血及血供情况,指导患者保持口腔清洁。

(二)健康教育

(1)鼓励加强营养摄入,改掉不良饮食习惯,避免进食辛辣、坚硬的食物,宜高蛋白、高热量、高维生素饮食,禁烟酒。

(2)养成良好的口腔卫生习惯,保持口腔湿润;鼓励患者进食后立即用淡盐水或温开水漱口。

(3)大部分口腔癌术后存在不同程度的外形改变及社交功能及语言功能的障碍,应指导家属配合调配饮食,鼓励患者参与康复训练。

(4)康复期坚持进行功能锻炼,可进行张口训练、含话梅或咀嚼口香糖等练习舌的搅拌和吞咽功能。

(5)定期复查,治疗后应定期随诊,主要检查局部及颈淋巴结,了解有无复发。出院后 1 年内每 3 个月复查 1 次,2～3 年内每 6 个月 1 次,4 年后每年复查 1 次,不适随诊。

七、预后

口腔癌的预后与肿瘤类型和临床分期密切相关。口腔癌无淋巴结转移 5 年生存率为

50%～70%;早期口腔癌治愈率较高,单纯放疗或手术治疗均能获得良好疗效,5 年生存率可达 95%。舌癌以手术为主的 3～5 年生存率在 60%以上。早期口底癌的预后较好,晚期预后则较差,平均在 50%左右。牙龈癌的 5 年生存率较好,为 62.5%,其中下牙龈癌较上牙龈癌为好。腭鳞癌的预后比腭涎腺癌为差,5 年生存率为 66%,晚期及有淋巴结转移者预后不良,5 年生存率仅约 25%。颊癌的预后亦受临床分期、病理类型及治疗方式等多种因素的影响。

第二节　口咽癌患者的护理

口腔是口腔向后方的延续部,位于软腭和会厌上缘平面之间,前方经咽峡与口腔相通。咽峡是由悬雍垂和软腭游离缘、舌背及两侧的舌颚弓、咽颚弓围成的环形狭窄部分。口咽外侧壁在舌颚弓、咽颚弓间有一个三角形的窝,为扁桃体窝,窝内容纳扁桃体。向上与鼻咽相通,前壁不完整,主要由舌根构成。。舌根位于轮状乳头之后,即舌的后 1/3,是舌的固定部分。口咽部可分为扁桃体区、舌根区、口咽壁区和软腭区。

口咽原发肿瘤少见,以恶性为主。口咽癌包括扁桃体癌、口咽壁癌、软腭癌和舌根癌。

一、病因

口咽部肿瘤病因不明确,流行病学研究显示,饮酒和吸烟增加口咽肿瘤的患病危险性。

二、分期与病理分类

1.国际抗癌联盟 2002 年对口咽癌的建议(表 3-2)分期如下:

表 3-2　口咽癌 TNM 分期

分期	标准
原发肿瘤(T)	
TX	肿瘤大小不能评估
T0	无原发肿瘤
Tis	原位癌
T1	肿瘤最大径≤2cm
T2	肿瘤最大径>2cm,但≤4cm
T3	肿瘤最大径>4cm
T4	肿瘤侵犯邻近结构,如下颌骨、颈部软组织、舌外肌。
T4a	肿瘤侵犯喉、舌深层/外肌、翼内肌、硬腭或下颌骨
T4b	肿瘤侵犯翼外肌、翼板、鼻咽侧壁,或颅底,或肿瘤包绕颈动脉
颈部淋巴结(N)	
NX	颈部淋巴结大小不能评估
N0	无颈部淋巴结转移
N1	同侧单个淋巴结转移,最大直径≤3cm

分期	标准
N2a	同侧单个淋巴结转移,最大直径>3cm,≤6cm
N2b	同侧多个淋巴结直径<6cm
N2c	双侧或对侧淋巴结转移,最大直径<6cm
N3	颈淋巴结转移,最大直径>6cm
远处转移(M)	
MX	远处转移不能确定
M0	无远处转移
M1	有远处转移
分期分组	
Ⅰ期	T1N0M0
Ⅱ期	T2N0M0
Ⅲ期	T3N0M0,T1~3N1M0
Ⅳ期	T4N0~1M0,T1~4N2~3M0,T1~4N0~3M1

2.病理分类

口咽恶性肿瘤常见的有上皮和腺体来源的癌、间胚层来源的肉瘤以及淋巴瘤。口咽癌中以鳞癌多发,其他还有腺癌、未分化癌、腺样囊性癌等,但均少见。扁桃体部位的低分化癌发病率大于其他部位。口咽癌一般分化较差。

三、临床表现

早期症状为咽部不适、异物感,一侧咽痛,吞咽时较明显,多未引起重视。晚期咽痛加剧,引起同侧反射性耳痛,吞咽困难,讲话含糊不清,呼吸困难等。如侵犯硬腭、牙龈时引起咬合不全。出现张口困难表明肿瘤范围侵及翼内外肌或咬肌。

部分患者以颈部淋巴结肿大为首发症状就诊,口腔检查可见扁桃体区肿块(早期可仅表现为黏膜白斑样病变),肿物可呈外突性生长或浸润性生长,中央可出现溃疡性坏死。

四、检查诊断

(1)口咽癌早期症状较轻,易被误诊为咽炎,故应详细询问病史,仔细检查。单侧扁桃体肿大、质地坚硬或有溃疡者,若伴有同侧淋巴结肿大,应考虑本病。

(2)组织病理学检查大多数的口咽癌均可以用活检钳在病变处取活组织送病理检查,应尽量多点钳取;考虑腺癌及淋巴瘤时建议取活检;扁桃体肿瘤可以做扁桃体完整切除送病理检查。

(3)影像学检查 CT 和 MRI 可发现局部软组织影或颌骨破坏等,PET-CT 对了解肿瘤的范围亦很有帮助。

五、治疗原则

口咽位置比较特殊,周围结构复杂,且口咽癌易向周围结构蔓延与侵犯,故手术治疗受到诸多限制;另一方面,口咽部组织大面积切除后修复困难,所以治疗以放射治疗为主,手术和放射治疗的综合应用优于单独应用,而化学治疗属于辅助治疗手段。

Ⅰ期患者治疗首选手术治疗或放射治疗,均能达到治愈效果。Ⅱ期患者无论单独采用手术或放疗,均不能达到良好治疗效果,最好用综合治疗。目前应用术前放疗加根治术的方法较为认可。Ⅲ期或Ⅳ期患者治疗更多应用综合治疗,以达到提高生存率的目的,由于手术完全切除的可能性较小,故常用术前放疗加手术治疗,或者是同步放化疗±靶向治疗的方法。

六、护理

(一)手术后出血的观察

扁桃体癌手术后当日,患者取舒适的体位,切忌用力咳嗽、吐痰,以防出血。术后初期可能有少量渗血,但渗血量会逐渐减少,口中分泌物应及时吐出,患者全麻未苏醒或入睡时,应注意有无吞咽动作,判断是否出血,如果出现吞咽频率加快、面色苍白、脉搏细弱、出汗、血压下降均提示有出血的可能,应立即通知医生,建立静脉通道,采用侧卧位防止血液呛入气道而窒息,做好止血准备。安慰患者及家属、体贴鼓励患者,使其配合做好止血工作,以解除患者紧张情绪和恐惧感。

(二)放射治疗并发症的护理

口咽癌患者放疗开始后可出现一些放疗反应和并发症,一般较为轻微,大多数患者可以耐受。少数因为照射方法不当,或放化疗同时进行,或患者自身因素,出现较严重的并发症,需要适当的处理。

(1)放疗前,向患者做好口腔卫生宣教、牙齿处理、口腔锻炼等。

(2)放化疗期间指导患者清淡饮食,加强营养。

(3)注意保护放疗部位皮肤,勤漱口,当口咽部出现急性黏膜反应时,可含碎冰以减轻不适,使用麻醉性漱口液,协助进食,避免摄取含香料或酸性的食物,加强口腔卫生预防感染,同时大剂量的给予维生素 B、C、A、D 等摄入。若反应严重、难以近视患者,可停止放疗,予抗炎、补液等处理,必要时加入糖皮质激素治疗。

(4)放疗可引起患者颞颌关节及咬肌纤维化,患者出现张口时颞颌关节处发紧、疼痛,张口时门齿距日益缩小,严重者影响食欲。应指导患者坚持口腔功能锻炼,定时测量门齿距(详见本章第四节鼻咽癌患者的护理)。

(三)健康教育

(1)首先增强机体的抵抗力,并注意劳逸结合。常加夜班工作,容易导致扁桃体发炎。

(2)应减少烟酒等刺激,养成良好的学习、生活习惯。

(3)还应积极治疗邻近器官的疾病,如急慢性咽炎。

第三节　下咽癌患者的护理

下咽是咽的最下端的一个部分,链接口咽和食管人口,喉位于下咽的前方,形成一个马蹄形的空腔。下咽和喉共同形成一个消化和呼吸的通道。下咽分为三个部位:梨状窝、咽后壁、环后区。梨状窝位于喉的侧壁,自咽会厌皱襞至食管入口处。其底部位于声带水平下(在环状软骨下),因此,梨状窝的底部肿瘤很难行保留声带的外科手术。近年来,下咽癌的发病率呈上升趋势,高发年龄为 60~65 岁,男性多于女性。下咽癌包括:梨状窝癌、环后区癌、咽后壁癌、杓会厌沟癌。

一、病因

下咽癌病因尚不明确,根据流行病学研究证实,吸烟和饮酒是下咽部肿瘤的重要促进因子,西南亚地区咀嚼槟榔是下咽癌的重要促发因素。有调查表明下咽癌还与营养缺乏,如铁和维生素 C 的缺乏有关。

二、分期与病理分类

(一)分期

下咽癌最常用的分期是 AJCC 的 TNM 分期(表 3-3):

表 3-3　下咽癌 TNM 分期

分期	标准
原发肿瘤(T)	
TX	原发肿瘤不能评价
T0	无原发肿瘤的证据
Tis	原位癌
T1	肿瘤局限在下咽的一个解剖区域
T2	肿瘤浸润一个以上解剖区域或一个邻近部位,半喉未固定
T3	肿瘤浸润超过一个解剖区,或一个邻近部位,半喉已固定
T4	肿瘤浸润邻近结构
区域淋巴结转移(N)(所有部位)	
NX	区域淋巴结不能评价
N0	无区域淋巴结转移
N1	同侧一单个淋巴结转移,最大直径≤3cm
N2	同侧单个淋巴结转移,最大直径为 3~6cm;多个同侧淋巴结转移。最大直径均小于 6cm;双侧淋巴结转移,最大直径均小于 6cm
N2a	同侧单个淋巴结,3~6cm
N2b	同侧多个淋巴结,均小于 6cm
N2c	双侧淋巴结,均小于 6cm
N3	转移淋巴结直径大于 6cm

(二)病理分类

下咽癌中 95% 为鳞状细胞癌。不常见的鳞状细胞癌包括基底鳞状细胞癌、皮脂腺癌、腺鳞癌、印戒鳞状细胞癌、疣状细胞癌等。非鳞状细胞癌包括腺癌、淋巴瘤、肉瘤、恶性纤维组织细胞瘤。这些肿瘤有广泛的浸润,呈溃疡性。跳跃性病变或多中心病灶罕见;肿瘤边界浸润性较强。大多数下咽癌向深部浸润形成溃疡和黏膜下扩散:黏膜下扩散可达可见肿瘤外 1cm 以上。

三、临床表现

早期下咽癌通常出现轻度的、非特异性的咽痛或吞咽不适感,常在进食后仍感有食物残留,持续时间可长达 2 周。当肿瘤侵及咽缩肌,患者出现吞咽普通食物困难和疼痛。肿瘤床坏死或创伤可出现唾液带血丝。声带或环状软骨关节受侵,或喉返神经受侵可致声音嘶哑。

此外,少见的神经症状可为同侧耳痛,是喉上神经内侧支沿迷走神经(X)到迷走神经耳支(Arnold 神经)所致。肿瘤直接或淋巴结转移压迫舌下神经可产生同侧舌麻痹。环后区癌通常产生疼痛和气管阻塞症状或声带麻痹,也可伴口臭。

四、诊断

1.喉咽检查

在黏膜麻醉下进行间接喉咽镜检查或直接喉咽镜检查,观察肿瘤的位置和浸润的范围并取活组织行病理检查。

2.影像学检查

头颈部 CT 检查可了解肿瘤的部位和范围,软骨和骨、咽喉外和声带旁有无侵犯。MRI 对了解肿瘤的部位、范围及淋巴结转移和有无结外侵犯更有帮助。喉及颈部影像学检查对了解梨状窝底、声门上区、食管入口的情况是有效的方法。

3.吞钡检查或胃镜检查

可了解病变的下界和食管入口有无侵犯。

五、治疗原则

下咽癌的治疗目的是最大限度地消灭肿瘤细胞,达到局部和区域的控制,同时使功能的损伤最小,尽量保留呼吸、吞咽和发音功能。放射治疗是主要手段之一。对大多数 T1N0 和部分 T2N0 的患者可采用根治性外科切除或根治性放疗。病变较大和有颈部淋巴结转移可采用手术和放疗的联合治疗。下咽癌的治疗策略如下(表 3-4):

表 3-4 下咽癌的治疗策略

肿瘤部位	分期	治疗策略
梨状窝	T1 和 T2	单纯放疗或部分喉切除+同侧颈淋巴结清扫
	T3 和 T4(可切除)	全喉切除+同侧颈淋巴结清扫和术后放疗
	不能切除或内科原因不能手术	同步放化疗
	淋巴结固定	术前放疗
咽壁	T1	单纯放疗
	T2,T3,T4	手术切除+辅助放疗
环后区		无最佳治疗手段,可切除者行手术+术后放疗,不能切除者行同步放化疗

化疗对下咽癌的治疗效果尚不明确。由于下咽癌的局部复发率和远处转移率较高,化疗可能有一定潜力。研究显示,以铂类为基础的化疗和放射治疗晚期下咽癌的有效率达到

78%,28%的患者保留了喉的功能,2年无瘤生存率达 46%。但另一项研究采用 PDD＋BLM 诱导化疗治疗Ⅳ期头颈部癌,显示化疗有效率高,但副作用大,并发症多,对生存率无明显的提高。

六、护理

1.心理护理

下咽癌的患者手术切除可能会影响患者的语言表达功能,给患者造成一定程度上的心理压力,应多关心患者,耐心细致地讲解手术的重要性并教会患者失语后怎样简单表述自己的要求,以减轻患者的紧张和恐惧。

2.饮食护理

下咽癌本身疾病消耗大,因吞咽困难,接受放射治疗后引起的反应如口咽疼痛、味觉改变、口干、食欲差等原因容易使患者营养摄入不足,造成患者体质下降,被迫中断治疗。应每周测量体重,评估患者营养状况,制定符合下咽癌患者放射治疗的饮食,以保证营养摄入足够。给予高热量、高蛋白、高维生素饮食,食物清淡、易消化、无刺激性、温度合适,避免坚硬的食物;多食新鲜蔬菜、水果,避免酸、辣、甜等食物的刺激。进食有呛咳的患者,指导座位进食,头前倾,用手按压颈前区,缓慢咽下,食物制成糊状,饮水使用吸管。吞咽疼痛明显,餐前使用止痛药,饮少量水做吞咽动作,以流质或半流质为主。经口进食障碍者,可使用静脉补充营养、经胃造瘘管注食或鼻饲饮食。养成随时饮水的习惯,饮水量 2000～3000ml/d,以排出体内因放射治疗癌细胞破裂死亡释放的毒素,口干可食各种生津降火食品(如冬瓜绿豆汤、雪梨、金银花、菊花等)。

3.气道护理

部分下咽癌患者术后会佩戴气管套管,由于气体交换直接进入颈部气管套管,失去了鼻对气体过滤、清洁、加温、加湿作用,加上患者接受放疗后口咽干燥,黏膜充血或分泌物增多,痰液黏稠不易咳出,如护理不及时,不到位,很容易引起感染、气道阻塞等严重并发症。

(1)定时清洁和消毒气管内套管,防止呼吸道堵塞、预防下呼吸道感染。硅胶套管清洁消毒方法是:套管取出后用清水或生理盐水浸泡,清除痰痂后用 75％乙醇浸泡消毒 15min 后再用冷开水或生理盐水冲洗干净,晾干,吸净气道内分泌物,然后装上内套管。金属的气管套管清洁消毒方法是:套管取出后用清水或生理盐水浸泡,清除痰痂后用开水煮沸 15 分钟,晾干。

(2)根据痰液的黏稠度,加强气道湿化,吸净气道内分泌物,可遵医嘱给予雾化吸入,并指导患者深呼吸、有效咳嗽,配合拍背,促进痰液排出。注意观察病情,如患者发生胸闷、憋气或呼吸困难,吸痰后症状不能改善,其他原因又无法解释时,应考虑气管套管内深部血痰结痂阻塞气道,立即取出内套管清洗消毒重新装上或更换气管套管。

(3)患者外出或沐浴时使用纱布块遮挡套管口,以防异物进入。

(4)套管保持完整,固定牢固,防止脱落。指导患者咳嗽、用力时用手托住套管,固定带系好,松紧以一横指为宜,外套管与内套管紧密咬合。加强检查套管,如有变形、破损,应及时更换。

(5)注意观察气管套管内有无出血。气道护理注意轻柔、仔细,避免损伤,严格遵守操作规程,使患者感到舒适、安全。

4.放射治疗并发症的预防及护理

(1)皮肤护理:外照射是射线通过穿透皮肤组织到达深部肿瘤组织,所以放疗过程照射野不可避免发生皮肤反应。指导并教会患者做好皮肤的防护。放疗期间穿宽领开衫棉质衣服,使照射野皮肤得以充分暴露,避免摩擦;避免冷热刺激,局部勿用香皂、沐浴露等,使用温水温和清洗,柔软毛巾将水吸干,局部保持干燥;不用油性药膏;局部不可受到日光照晒及吹风淋雨,外出给予遮挡;于放射治疗疗程开始直至结束,敷用三乙醇胺乳膏,可以减轻和延迟放射性皮炎的发生。

(2)口腔护理:当放射治疗5~10次后,患者开始出现口腔反应,表现为口干、味觉改变,唾液分泌减少变黏稠,黏膜红斑,继续加强口腔护理,保持口腔清洁,随时饮水,缓慢吞咽,进柔软食物,避免冷热及酸辣刺激。患者放射治疗20次后,部分患者可能会口腔出现溃疡创面,可给予自配的漱口液(生理盐水500ml+维生素$B_1$2 1mg)和2.5%碳酸氢钠溶液交替漱口,当患者疼痛明显时,可向漱口液内加2%利多卡因注射液,以缓解疼痛并给予心理安慰,必要时使用止痛药,尽可能减少患者的痛苦。

第四节　鼻咽癌患者的护理

鼻咽位于头部中央,鼻腔后方,口腔后部悬雍垂上方,上方紧贴颅底,后面脊椎前筋膜、肌肉与颈椎相邻(图3-1)。鼻咽癌是发生在鼻咽部的一种恶性肿瘤,其发病率占头颈部恶性肿瘤首位,多见于我国南方和东南亚地区,我国广东、广西、湖南、江西、福建等省是鼻咽癌的高发地区,以广东省最高,由南向北逐渐降低。鼻咽癌死亡率占全部恶性肿瘤死亡率的2.81%,居第8位。男女之比为(2~3):1,儿童少见,随着年龄增长发病率增高,20~40岁开始上升,40~60岁为发病高峰。

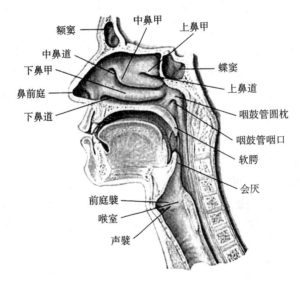

图 3-1　鼻咽

一、病因

鼻咽癌的病因尚不确定,目前较为确定的相关因素为:EB病毒感染、遗传因素、接触化学致癌物质等。

1.EB病毒感染

多年来的研究表明,EB病毒感染与鼻咽癌密切相关,Old等首先在鼻咽癌患者的血清中检测出EB病毒抗体,但EB病毒感染并不是鼻咽癌的唯一致病因素,是与遗传因素和环境因素共同作用的结果。

2.遗传因素

鼻咽癌的发生与遗传因素密切相关。鼻咽癌患者有明显的种族和家族聚集现象,约有10%的鼻咽癌患者有冢族史。鼻咽癌的病因假说认为,遗传因素和机体免疫力下降是鼻咽癌发生的基础。

3.环境与饮食因素

(1)亚硝胺:有报道食用咸鱼及腌制品食物是中国南方鼻咽癌的高危因素,与咸鱼及腌制品食物中高浓度的亚硝胺化合物有关。

(2)微量元素镍:土壤中的镍含量高与鼻咽癌的发病率有一定关系。调查发现鼻咽癌高发区的大米和水中微量元素镍含量高于其他地区。在男性鼻咽癌患者的头发中,镍的含量也较高。镍能促进亚硝胺诱发鼻咽癌,提示镍可能是促癌因素。

(3)吸烟:对鼻咽癌的危害值得重视。由于吸烟首先危及的部位就是鼻咽部,吸烟是鼻咽癌发生的一个危险因素。

二、病理分型

根据WHO 2003年鼻咽癌病理形态学描述,鼻咽癌分为:

(1)角化性鳞癌或鳞癌(WHOⅠ型)依据分化程度可分为高、中、低分化,其中以高分化最常见。

(2)非角化性癌95%以上发生在高发区,与EB病毒有关。可分为分化型非角化性癌(WHOⅡ型),与EB病毒关系密切;未分化癌或鼻咽型未分化癌(WHOⅢ型),又称淋巴上皮癌。

三、临床表现

(一)症状

1.血涕和鼻出血

最常发生在早晨起床吸鼻后痰中带血或擤鼻后涕中带血,回吸性血涕是肿瘤血管破裂出血所致,因出血量不多,往往不被患者所重视。18%~30%的患者以此为首发症状,确诊时超过70%的患者有此症状。癌灶表面呈溃疡或菜花型者这一症状更为常见,而黏膜下型的肿块则血涕较为少见。大出血是晚期鼻咽癌患者死亡的主要原因。

2.鼻塞

与肿瘤的类型、部位和大小有关。位于鼻咽顶部的肿瘤常向前方浸润生长,导致同侧后鼻孔与鼻腔后的堵塞。可为单侧或双侧,大多数呈单侧,且有较多的分泌物。

3.耳部症状

单侧性耳鸣或听力减退、耳内闭塞感是早期鼻咽癌症状之一。原发癌灶在咽隐窝或鼓咽管枕区者肿瘤常更多的浸润、压迫鼓咽管,使鼓室形成负压,形成分泌性中耳炎的体征,检查可见鼓膜内陷或有液平,穿刺抽液后很快复发。

4.头痛

早期可能为神经血管反射性头痛,为间歇性钝痛,常表现在颞部或枕部;晚期多为持续性疼痛,与肿瘤破坏颅底骨或脑神经、颈淋巴结转移压迫神经与血管、肿瘤感染有关。放疗后出现的头痛可能与复发和感染有关。

5.面部麻木感

检查为痛觉和触觉减退或消失,为肿瘤压迫或侵犯三叉神经所致。舌肌萎缩和伸舌偏斜;迷走神经、舌咽神经受损,声哑和吞咽困难。

6.眼眶综合征和 Homer 综合征(霍纳综合征)

鼻咽癌肿块压迫眼球运动神经周围分支或转移至眼眶,引起眼球运动神经瘫痪,主要表现为视力障碍、复视、眼球活动受限、眼睑下垂等。肿瘤压迫颈部交感神经节,可引起同侧瞳孔缩小、眼球内陷、眼裂缩小等症状。

（二）体征

1.鼻咽部肿物

分为结节型、浸润型、菜花型、黏膜下型和溃疡型。

2.颈部淋巴结肿大

是最常见的症状。常为患者无意中摸到颈部有一个肿块,或颈部包块或不对称;多位于颈深淋巴结的上群,为单侧或双侧。鼻咽癌有颈部转移早和转移率高的特点。晚期可转移到锁骨上、腋窝和纵隔。颈部肿块为首发症状的占 40%。

3.脑神经损害

常见为三叉、外展、舌下、舌咽、动眼神经受损。

四、转移途径

（一）直接蔓延

可以向上到颅底,向下沿咽后壁或咽侧壁到口咽,向前到鼻腔后部,向外侵犯咽旁间隙,向两侧侵犯咽鼓管、内耳、中耳。

（二）淋巴结转移

70%～80%的患者治疗时有颈淋巴结肿大。95%的位于上颈部,其发展一般是从上而下的。晚期转移淋巴可达腋下、纵隔、腹膜后,甚至到腹股沟淋巴结。鼻咽黏膜含有丰富的淋巴管网,很早就从淋巴道转移。

（三）远处转移

最常见的转移部位为肝、骨和肺,其他还有肾、胰和腹膜后等。骨转移中以胸椎和腰椎为多见,常有多个器官的转移。

五、诊断

要根据患者的主诉、体格检查,结合影像学和病理学检查,才能确诊鼻咽癌。

（一）主诉和体格检查

根据患者的临床表现如回吸性血涕和鼻出血、颈部无痛性的淋巴结肿大,头痛、耳鸣等症状。通过体格检查发现淋巴结的部位、大小、活动度,表面皮肤是否有侵犯等。

（二）鼻咽镜检查

包括电子鼻咽镜、间接鼻咽镜和纤维鼻咽镜检查。可以清楚地观察到鼻咽部肿块的形状、大小、部位及侵犯范围等。

（三）影像学检查

1.鼻咽部和颈部 MRI

可清楚显示鼻咽部和颈部淋巴结的正常结构层次和分辨肿瘤的范围,对诊断鼻咽癌局部分期更准确。同时,对鉴别鼻咽癌是复发还是纤维化更有优势,对评价颅内病变,放射性脑病和脊髓病变更准确。

2.B 超检查

可以动态观察密切随诊,主要用于颈部淋巴结和肝、脾、腹膜后淋巴结的检查。

3.胸部 CT 检查

排除肺部转移病灶,对鼻咽癌的分期和预后评估有重要作用。

4.放射性核素骨显像（ECT）检查

在有骨痛或骨叩击痛区行 ECT 阳性符合率比 X 线片高出 30% 左右。临床上应结合病史、体检及综合检查证据作为诊断依据。

5.正电子发射体层扫描（PET）检查

对及时发现原发病灶、颈部淋巴结转移或远处转移灶更准确。

（四）病理学检查

肿瘤活组织病理检查是确诊鼻咽癌的唯一定手段。

1.细胞学检查

鼻咽部脱落细胞学检查可找到肿瘤细胞。

2.组织病理学检查

是鼻咽癌确诊依据,包括鼻咽部新生物活检和颈部淋巴结活检。

（五）血清学检查

EB 病毒血清学检查可以作为鼻咽癌诊断的辅助指标,对早期诊断鼻咽癌有一定帮助。

六、治疗

（一）治疗原则

因鼻咽解剖位置深,有重要血管神经相邻,淋巴结转移率高,外科切除极受限制,病理又多属低分化癌,放射敏感性高,故放射治疗是目前鼻咽癌的首选治疗手段。早期患者可行单纯放疗,中晚期患者可行同步放化疗＋靶向治疗。其他辅助治疗有中药、免疫增强剂和生物调节剂。

（二）治疗方法

1.放射治疗

分外照射治疗和近距离放射治疗。

（1）外照射治疗

常规放疗:采用直线加速器外照射。一般情况下宜行连续性照射:每周 5 次,周一至周五,共6～7周。

调强适形放疗(IMRT):能使照射区的形状在三维方向上与受照射肿瘤的形状相适合,可按照临床的需要调整靶区内诸点的照射剂量(即放疗剂量适形),使靶区剂量更趋均匀,并进一步减少肿瘤邻近正常组织或器官受照射的剂量,提高放射治疗的增益比。肿瘤靶区分次剂量较高,而周围正常组织的分次剂量较低,由此产生不同的放射生物学效应保护了周围正常器官。由于鼻咽结构的特殊性,鼻咽肿物的形状往往不规则,采用常规外照射有时很难完全避开颈段脊髓或正常脑组织。而IMRT技术保证肿瘤靶区得到足量照射,同时可有效地保护周围正常组织,因此鼻咽癌适宜调强适形放疗。

调强适形放疗和常规放疗相比较,由于面罩的影响,放疗急性期皮肤反应较常规放疗重;对于远期反应,由于调强适形放疗有效地保护了颞颌关节和腮腺功能,所以调强适形放疗对颞颌关节改变造成的张口困难及腮腺功能的破坏远低于常规放疗。

(2)近距离放射治疗:是处理鼻咽癌残留病灶常见治疗方法之一,具有不良反应小、疗效较好、操作简单的特点,适合外照射的补充治疗。

2.化学治疗

对复发或转移性鼻咽癌化学治疗是重要的手段。

(1)诱导化疗又称新辅助化疗:是指放疗前使用的化疗。

(2)同步放化疗:是指放射治疗同时使用化疗。

(3)辅助化疗:是指在放射治疗后进行的化疗。

常用化疗方案有:顺铂＋多西紫杉醇,顺铂＋氟尿嘧啶等。

3.手术治疗

对于部分放疗后鼻咽或颈部残留或复发的病灶是一种补救措施。

七、预后

鼻咽癌的预后与年龄、临床分期、病理类型、治疗方式等有关。青少年及儿童患者一般预后较好,5年生存率在60％左右,妊娠哺乳期妇女预后极差。分期愈早,疗效愈好。

八、护理

(一)护理要点

(1)心理支持:多与患者交流,倾听患者的诉说,理解患者的心理感受。帮助患者解决实际问题,介绍疗效好的病例,与他们交谈,增强治疗信心。

(2)饮食护理

1)进食温凉、低盐、清淡、高蛋白、低脂肪、富含维生素的无刺激性软食,可有效预防和减少口腔黏膜反应的发生,如肉泥、菜泥、果泥。忌烟酒、忌食煎炸炒、辛辣、过硬、过热、过酸、过甜的刺激性食物,以保护口咽部黏膜。

2)吞咽困难不能进食者给予静脉营养。

3)部分患者在放疗期间因放射性口腔黏膜炎引起的疼痛、味蕾受损引起的味觉丧失而导致进食减少,体重下降。因此患者因口腔黏膜炎导致疼痛而进食困难时,应指导患者用粗大的吸管吸食流质或半流质食物,确保营养供给。味觉丧失时,护士应鼓励患者进食,避免因进食减少而进一步影响患者的胃肠道功能,影响营养的消化吸收,而形成不能进食以胃肠道功能紊乱—营养吸收障碍的恶性循环。完全不能经口进食者,可请胃肠外科医生为患者做胃造瘘,给予肠内营养。每周监测患者体重变化。

（3）观察患者头痛情况,头痛严重时影响患者的精神状况、睡眠和进食,使患者全身情况下降,影响患者的治疗和预后,应根据患者的疼痛状况按三阶梯止痛原则进行处理,以减轻患者症状。

（4）放疗前洁齿,治疗口腔炎症,要常规拔除深度龋齿和残根,除去金属冠齿等,待伤口愈合（10～14 天）后方可行放疗。

（5）放疗期间应观察鼻咽是否有出血情况,一般情况下鼻咽放疗出血较少见,少量出血时,指导患者勿用手抠鼻,以免加重出血。大出血者应施行后鼻孔填塞压迫止血,并遵医嘱给予止血剂,必要时请耳鼻喉科医生会诊,行外科治疗。后鼻腔填塞物应在 72 小时内取出,以免鼻咽腔继发感染。

（6）保持鼻咽腔清洁,鼻咽冲洗 1～2 次/日,冲洗瓶的高度距头顶 50cm,水温为 36～40℃,冲洗液为生理盐水或专用鼻腔冲洗剂,冲洗液量为 500～1000ml,冲洗器放入鼻腔 1～1.5cm,水从鼻腔进入,从口腔或鼻腔流出,有出血时禁止冲洗。鼻咽冲洗的目的是清洁鼻腔和增强放射敏感性。护士应告知患者鼻腔冲洗的意义和重要性,防止因冲洗不彻底或未按时冲洗而导致鼻咽部感染或影响放疗效果。指导患者观察冲洗物的颜色及性质,有出血时及时告知医生,避免引起鼻咽部大出血发生。

（7）放疗期间每周检查白细胞计数一次,白细胞＜3×10^9/L 时,应暂停放疗,＜1×10^9/L 时,给予保护性隔离。放化疗期间,患者免疫力低下,指导患者避免去公共场所或接触感冒及病毒感染者,以免并发严重的感染。

（8）放疗并发症的防护

1）口干:口干为最早出现的放疗反应之一。

口腔涎腺包括腮腺、颌下腺、舌下腺和众多的小唾液腺,具有分泌功能的是浆液性和黏液性 2 种细胞。唾液的 99％为水分,余下的为各种无机盐、消化性和免疫性蛋白,起着消化、冲洗、免疫、保护和润滑等多种功能。浆液性细胞对放疗高度敏感,在接受一定的照射剂量后（因个体差异不同,约放疗 10 次左右）会出现腺体的急性反应,随后腺泡变性,血管通透性增高,随着放疗照射体积和剂量的增加,腺泡会坏死,完全破坏,涎腺分泌功能大幅下降,其分泌量只有放疗前的 10％～30％。涎腺功能在放疗后 1 年才会有轻度恢复。唾液的生化成分也有所变化,无机盐及蛋白成分升高,pH 值下降,唾液淀粉酶大幅下降。

放疗到一定剂量,味觉的反应出现,舌味蕾受损,舌乳头环状突起。从味觉产生机理看,不同部位的味蕾有不同的味觉感受器,如菌状乳头味蕾主要感觉甜,分布于舌尖,这一部位相对放射剂量较少,因而甜味受累最轻;轮廓乳头分布于舌根,受照射量最多,因而苦味就受累最重。口干的护理要点是刺激未纤维化的唾液腺分泌;缓解口腔干燥症状,当唾液腺未完全纤维化时,可通过催涎剂的作用使唾液得到一定代偿来改善口腔的内环境。放疗患者口干可用冷开水、茶或其他无糖无酸的冷饮、漱口液来湿润口腔。

2）放射性口腔黏膜炎:放射性口腔黏膜炎判断标准分为Ⅳ度。

Ⅰ度:黏膜充血水肿,轻度疼痛。

Ⅱ度:黏膜充血水肿,中度疼痛,点状溃疡。

Ⅲ度:黏膜充血水肿,片状溃疡,疼痛加剧影响进食。

Ⅳ度:黏膜大面积溃疡,剧痛,不能进食。

一些患者首次或第二次放疗后唾液腺由于一过性炎症反应可出现肿胀和不适,鼻咽癌常规对穿野放疗的患者由于口腔黏膜特别是腮腺受量高,反应重,甚至有些患者因为早期口腔黏膜和腮腺反应重而放弃治疗。鼻咽癌调强放疗的患者由于口腔黏膜特别是腮腺受量低,反应轻,放疗期间多只需口腔局部用药就能继续放疗,多数患者不必全身用药,也没有出现因为早期口腔黏膜和腮腺反应重而放弃治疗者。放射性口腔黏膜炎已经成为鼻咽癌放疗中最为严重的制约因素,其发生率几乎是100%。

放疗使唾液分泌量及质量降低,口腔自洁及免疫能力下降。放疗开始后可使用康复新、维生素 B_{12}、利多卡因、庆大霉素等配制的漱口液和2.5%的碳酸氢钠漱口液交替漱口;如为霉菌感染可使用制霉菌素或氟康唑胶囊配制漱口液含漱。口腔局部溃疡及感染时,可局部喷洒金因肽或涂擦碘甘油,以促进表皮黏膜生长和缓解疼痛。

3)放射性皮炎:按国际抗癌联盟的标准,急性放射性皮炎损伤程度分为Ⅳ度。

Ⅰ度:滤泡、轻度红斑脱皮、干性皮炎、出汗减少。

Ⅱ度:明显红斑、斑状湿性皮炎、中度水肿。

Ⅲ度:融合性湿性皮炎、凹陷性水肿。

Ⅳ度:坏死溃疡。

随着放疗剂量的增加,患者照射野皮肤可出现不同程度的放射性反应,其发病机埋一方面是放射线造成 DNA 的破坏,导致可逆或不可逆的 DNA 合成和分化不平衡,使皮肤基底细胞不能产生新的细胞,成熟的上皮细胞持续丢失,若不能及时增殖补充脱落的表层细胞,即引起皮肤损伤。另一方面是射线引起的小血管管腔狭窄或血栓形成,从而加重组织缺血、缺氧,加重皮肤损伤程度。

放射性皮炎是放射治疗中常见的放射损伤,发生的程度与放射线的性质和放射野的面积、放疗剂量及患者的个体差异有关。研究表明皮肤受照射5Gy就可能形成红斑,20Gy～40Gy就可能形成脱皮及溃疡,严重者甚至出现经久不愈的溃疡。治疗和预防放射线皮肤损伤,以往无有效药物和治疗方法,出现后多采用停止放疗、休息及抗感染治疗等对症处理,使治疗中断,放疗的生物效应减低,从而导致肿瘤局部控制疗效下降。经过临床实践,以下方法可预防和治疗放射性皮肤反应。

①每日给予鲜库拉索芦荟汁湿敷放射野皮肤2～3次,注意皮肤保湿。

②涂擦比亚芬软膏保护照射区皮肤:比亚芬软膏的成分为三乙醇胺,为水包油型白色乳膏,对皮肤有深部保湿的作用。三乙醇胺中的水分能迅速被损伤皮肤吸收,预防和减轻照射野皮肤的干燥,改善患者的舒适度。有清洁和引流的双重作用,能提供良好的皮肤自我修复环境,可增加皮肤血流速度,帮助排除渗出物,促进皮肤的新陈代谢,补充丢失脱落的表皮细胞,促进受损的细胞再生修复。可升高白细胞介素Ⅰ的浓度和降低白细胞介素Ⅵ的浓度,刺激成纤维细胞的增生,增加胶原的合成。将三乙醇胺乳膏涂抹在照射野皮肤,轻轻按摩使药物渗入皮肤,每日两次,从放疗第一天开始使用直至放疗结束。需注意的是:在放疗前4小时停用三

乙醇胺乳膏,清洗掉残留药物之后再行放疗。

③防止局部皮肤损伤:禁止用肥皂水擦洗照射区皮肤,清洁皮肤时只需用清水轻轻擦洗即可。

④随着放疗剂量的增加,局部皮肤发生感染或破溃时,遵医嘱酌情暂停放疗,可给予我院自制烧伤3号(含有冰片、明矾)纱布湿敷、涂擦美宝湿润烧伤膏或在创面喷洒金因肽。金因肽的主要成分为重组人表皮生长因子衍生物,可以提供组织再生和修复的基础,促进鳞状上皮细胞、血管内皮细胞等多种细胞的生长,加速创面愈合的速度。同时它还能促进上皮细胞、中性粒细胞、成纤维细胞等多种细胞向创面迁移,预防感染,提高上皮细胞再生度和连续性,预防和减少瘢痕形成,提高创面修复质量。

4)放射性龋齿和放射性骨髓炎:属于迟发放疗反应。上、下颌骨骨组织受照射后,其组织血管发生无菌性血管炎,其后数年数月发生血栓栓塞,骨组织血供减少。此时若发生牙组织感染和拔牙性损伤,局部伤口长期不愈,可导致放射性骨髓炎发生。骨坏死多发生在高剂量,大分割外照射,口底插植治疗的区域,特别是原有肿瘤侵犯的部位。也见于全身情况差、拔牙或下颌无牙的患者,由于血供的不同,下颌骨的坏死先于上颌骨。

放射性骨髓炎临床表现为颌骨深部的间歇性钝痛或针刺样剧痛,软组织红肿,瘘管形成,伴有张口困难、口臭、牙龈出血、口干等,严重的死骨外露伴颌面畸形还会引起继发感染,危及患者生命。因此放疗前应常规洁牙、拔除或填补龋齿、残根,去除金属齿冠及洁齿,活动义齿需在放疗终止一段时间后再使用,以免损伤牙黏膜。放疗后指导患者用含氟牙膏刷牙,坚持用竖刷或横竖相结合的方法刷牙,每次刷牙应持续3分钟以上。少进甜食或进食甜食后及时漱口;放疗后定期到口腔科检查,尽量不做拔牙的处理,如必须进行时,至少在2年后或更长时间,以免引起炎症感染和骨髓炎。鼓励患者每日坚持做鼓水运动及舌头舔牙龈运动,以防牙龈萎缩。

5)颈部活动受限和张口困难:当颈部、咀嚼肌或其他颞下颌关节周围软组织位于放射野时,放射线造成局部组织水肿,细胞破坏及纤维化,出现颈部活动受限和张口困难。在患者做张口锻炼的过程中,如发生放射性口腔黏膜炎,患者可能因为疼痛而不愿意坚持张口锻炼,护士此期间要关心患者,遵医嘱指导患者含漱利多卡因的漱口液后再行张口训练,如张口困难,可用暖水瓶的软木塞支撑在患者的门齿间,以达到张口锻炼的目的。为预防颈部肌肉纤维化,可做颈前后左右的缓慢旋转运动,按摩颞颌关节和颈部。放疗前应记录患者最大张口后上下门齿间的距离,放疗开始后每周测量门齿距一次,并指导患者行张口训练,每天200～300次,以保持最大张口度和颞颌关节的灵活度。

(9)静脉化疗的护理:化疗药物的观察护理:为预防顺铂(DDP)的肾脏毒性,需充分水化。鼓励患者多饮水,观察电解质的变化。每日尿量不少于2000～3000ml。静脉滴注时药品需避光。紫杉类药物有39%的患者在用药后最初的10分钟内发生过敏反应,表现为支气管痉挛性呼吸困难、荨麻疹和低血压。为了预防发生过敏反应,于治疗前一天,治疗当天及治疗后一天分别给予地塞米松16mg口服,治疗前30分钟给予苯海拉明20mg肌内注射,静脉滴注西咪替丁300mg。紫杉类可导致脱发,发生率为80%,治疗前可告知患者,让其有心理准备,并指导患者购买假发。

（二）健康教育

（1）放疗前要常规拔除深度龋齿和残根，待伤口愈合 10～14 天方可行放疗。

（2）指导患者放疗后 3 年内禁止拔牙，如确需拔牙应加强抗感染治疗，以防放射性骨髓炎的发生。

（3）指导患者坚持终身行鼻腔冲洗。

（4）指导患者在放疗期间和放疗结束后 3～6 个月，仍应坚持做颈部旋转运动和张口运动训练，防止颞颌关节功能障碍。

（5）加强口腔卫生，漱口 4～5 次/日，推荐使用含氟牙膏，建议每年洁齿 1 次；放疗后造成多数患者永久性口干，嘱多饮水，保持口腔湿润。（6）定期复查，建议随诊时间为第 1～3 年每 3 个月 1 次、第 4～5 年每 6 个月 1 次、以后每年 1 次。

第五节　喉癌患者的护理

喉部形状如一倒置的锥形管，成人相当于第 4～6 颈椎椎体水平。上通喉咽部，下接气管。喉被划分为声门上、声门及声门下区，声门上区包括会厌、杓状软骨、杓会厌皱襞、室带（假声带）及喉室。声门区包括真声带、前、后联合及声带游离缘下 0.5cm 范围内的区域。声门下区为声门区以下至环状软骨下缘以下的喉腔(图 3-2)。

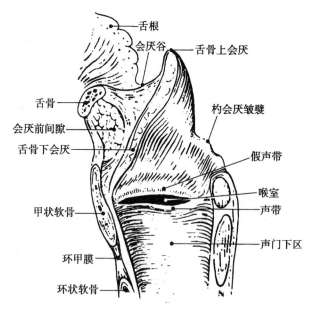

图 3-2　喉部

喉癌是最常见的头颈部恶性肿瘤之一，原发性喉恶性肿瘤中，鳞状细胞癌约占 98%。随着内镜诊断技术和影像学诊断技术的发展，以及喉癌治疗水平的提高，早期喉癌的治疗取得了较为满意的疗效，既能根治肿瘤，又能保留发音、呼吸和吞咽三大功能。据流行病学显示，我国华北和东北地区的发病率远高于江南各省市。近年来我国喉癌发病率有明显增加的趋势。喉癌男性较女性多见,男女性之比为(7~10):1,以 40~60 岁多。

一、病因

喉癌是一种与生活方式有关的恶性肿瘤。致病原因可能与以下因素有关。

(一)吸烟

据统计,约 95%的喉癌患者有长期吸烟史,而且开始吸烟年龄越早、持续时间越长、数量越大、吸粗制烟越多、吸入程度越深者发病率越高。临床上 90%以上的喉癌患者有长期吸烟或饮酒史。

(二)饮酒

临床观察和流行病学调查结果均显示,慢性乙醇摄入与喉癌发生有一定的相关性。饮酒者患喉癌的危险度是非饮酒者的 1.5~4.4 倍。

(三)病毒感染

成年型喉乳头瘤是由人乳头瘤病毒(HPV)引起的病毒源性肿瘤,目前认为是喉癌的癌前病变。

(四)环境因素

多种环境因素可能与喉癌发生有关,其中包括各类有机化合物(多环芳香烃、亚硝胺)、化学烟雾(聚乙烯、甲醛)、生产性粉尘和废气(二氧化硫、石棉、重金属粉尘)、烷基化物(芥子气)等。

(五)接触放射线

长期接触镭、铀、氡等放射性核素可引起恶性肿瘤。

(六)性激素水平

喉癌的发病率男性明显高于女性。研究表明,喉癌患者体内雄激素水平相对较高,而雌激素水平相对降低。

(七)微量元素的缺乏

体内某些微量元素,如锌、硒等缺乏可引起酶的结构和功能发生改变,影响细胞的分裂和增生,导致基因突变。

二、病理分类与分期

(一)病理分类

原发性喉恶性肿瘤中鳞状细胞癌约占 98%。喉癌早期病变仅限于上皮层,基底膜完整。癌突破上皮基底膜可在固有层内形成浸润癌巢。喉癌可发生于喉内所有区域。

1.按原发部位分型

(1)声门区癌最为多见,约占 60%,大多原发于会厌喉面根部。一般分化较好,转移较少,晚期声门癌可发生淋巴结转移。

(2)声门上区癌次之,约占 30%,一般分化较差,早期易发生淋巴结转移,预后亦差。

(3)声门下区癌位于声带平面以下,环状软骨下缘以上部位的癌,极为少见,易发生淋巴结转移,预后较差。

2.根据肿瘤形态分型

喉癌的大体形态可分为如下。

溃疡浸润型:癌组织稍向黏膜面突起,表面可见像深层浸润的凹陷溃疡,边界多不整齐,界限不清。

菜花型:肿瘤主要外突生长,呈菜花状,边界清楚,一般不形成溃疡。

包块型或结节型:肿瘤表面为不规则或球形隆起,多有较完整的被膜,边界较清楚,很少形成溃疡。

混合型:兼有溃疡和菜花型的外观,表面凹凸不平,常有较深的溃疡。

(二)喉癌分期

根据肿瘤生长的范围和扩散的程度,国际抗癌协会(UICC)制订了 TNM 分期标准(2002)(表3-5)。

表 3-5　喉癌 TNM 分期标准

分期	标准
原发肿瘤(T)	
TX	原发肿瘤不能估计
T0	无原发肿瘤证据
Tis	原位癌
声门上型	
T1	肿瘤限于声门上1个亚区,声带活动正常
T2	肿瘤侵犯声门上1个亚区以上,侵犯声门或侵犯声门上区以外(如舌根黏膜、会厌谷、梨状窝内壁黏膜),无喉固定
T3	肿瘤限于喉内,声带固定,和(或)下列部位受侵:环后区、会厌前间隙和(或)伴有甲状软骨局灶破坏
T4a	肿瘤侵透甲状软骨板和(或)侵及喉外组织(如气管、颈部软组织、带状肌、甲状腺、食管等)
T4b	肿瘤侵及椎前间隙、包裹颈总动脉,或侵及纵隔结构声门型
T1	肿瘤侵犯声带(可以侵及前联合或后联合),声带活动正常
T1a	肿瘤限于一侧声带
T1b	肿瘤侵犯两侧声带
T2	肿瘤侵犯声门上或声门下,和(或)声带活动受限
T3	肿瘤局限于喉内,声带固定和(或)侵犯声门旁间隙,和(或)伴有甲状软骨局灶破坏(如内板)
T4a	肿瘤侵透甲状软骨板或侵及喉外组织(如气管、包括舌外肌在内的颈部软组织、带状肌、甲状腺、食管等)
T4b	肿瘤侵及椎前间隙、侵及纵隔结构,或包括颈总动脉声门下型
声门下型	

分期	标准
T1	肿瘤限于声门下
T2	肿瘤侵及声带,声带活动正常或受限
T3	肿瘤限于喉内,声带固定
T4a	肿瘤侵透环状软骨或甲状软骨板,和(或)侵及喉外组织(如气管、包括舌外肌在内的颈部软组织、带状肌、甲状腺、食管)
T4b	肿瘤侵及椎前间隙,侵及纵隔结构,或包括颈总动脉

1.解剖分区

(1)声门上区:舌骨上会厌(包括会厌尖,舌面,喉面);杓会皱襞,喉面;杓状软骨;舌骨下部会厌;室带。

(2)声门区:声带;前联合;后联合。

(3)声门下区。

2.临床分期

三、临床表现

(一)声门上癌(包括边缘区)

早期症状不明显,常仅有轻微的或非特异性的症状,如痒感、异物感、吞咽不适等而不被患者重视。若发展为晚期可出现呼吸困难、吞咽困难、咳嗽,痰中带血或咯血等症状。

(二)声门癌

早期症状为声音改变。初期为发音易倦或声嘶,无其他不适,多误以为感冒、喉炎,或者以为有慢性喉炎者。>40岁,声嘶超过两周,经发声休息和一般治疗不改善者,必须仔细做喉镜检查。随着肿瘤增大,声嘶逐渐加重,可出现发声粗哑,甚至失声。呼吸困难是声门癌的一种常见症状,常为声带活动受限或固定及肿瘤组织阻塞声门所致。晚期肿瘤除严重声嘶外,尚可出现放射性耳聋、呼吸困难、咽下困难、频繁咳嗽,咳痰困难及口臭等症状。最后可因大出血、吸入性肺炎或恶病质而死亡。

(三)声门下癌

声门下喉癌少见,因位置隐蔽,早期症状不明显,不易在常规喉镜检查中发现。当肿瘤发展到一定程度时会出现刺激性咳嗽、声嘶、咯血和呼吸困难等。

四、诊断

(一)颈部检查

对喉外形和颈淋巴结视诊和触诊。了解喉外形有无增宽,甲状软骨切迹有无破坏,喉摩擦音是否消失,颈部有无肿大淋巴结,有无呼吸困难及三凹征现象。

(二)喉镜检查

间接喉镜检查为临床最常用的检查方法,可见喉部清晰的影像及观察声带运动,了解喉部病变外观、深度和范围。间接喉镜、直接喉镜、纤维喉镜可以看清肿瘤部位、大小、声带活动度及肿瘤侵犯范围。

(三)活检

喉癌确诊需病理活检证实,可在间接喉镜、直接喉镜或纤维喉镜下钳取肿瘤组织送检。

(四)影像学检查

了解肿瘤范围、有无颈部淋巴结肿大及喉支架软骨破坏。

CT、MRI 检查:有助于明确肿瘤在喉内生长范围、有无外侵及程度,以及颈部肿大淋巴结与大血管的关系等。CT 检查应在活检前进行,以免活检引起的异常混淆肿瘤的诊断。

五、治疗

喉癌的治疗手段包括手术、放疗、化疗以及免疫治疗等,目前多主张以手术为主的综合治疗。

(一)手术治疗

喉癌手术原则是在彻底切除肿瘤的前提下,尽可能保留或重建喉的功能,以提高患者生存质量。喉癌常有淋巴结转移,为此淋巴结清扫是喉癌手术的重要组成部分。喉癌的手术包括全切除术和喉部分切除术。喉部分切除术的方式的选择根据肿瘤部位、范围以及患者的全身状况等因素而定。

(二)放射治疗

1.单纯放疗

(1)早期声带癌声带活动良好,向前未侵及前联合,向后未侵及声带突者适宜单纯放疗。最大优点是能保持发音功能,并可获得 80%～100% 的 5 年生存期。

(2)单纯放疗还适用于位于会厌游离缘,比较局限的声门上型癌;全身情况差不宜手术者;晚期肿瘤,不宜手术治疗者,可采取姑息放疗。

2.术前放疗

对病变范围较广,波及咽喉且分化程度较差的肿瘤,常采用放疗＋手术的方式。术前放疗的目的是使肿块缩小,利于彻底手术切除。

3.术后放疗

原发肿瘤已侵至喉外或颈部软组织;多个颈淋巴结转移或肿瘤已浸透淋巴结包膜;手术切缘十分接近瘤缘(<5mm)或病理证实切缘有残留可采用术后放疗。

(三)化学治疗

化疗在喉癌的治疗中不作为首选方法,主要用于喉癌的综合治疗。

六、护理

(一)护理措施

1.心理支持

喉部手术后,患者不能进行正常的语言交流,患者有心理和形象的双重恶性刺激。护士应做好解释工作,多关心和体贴患者,鼓励家属多陪伴,给予情感支持。治疗期间注意加强沟通工作,和患者使用纸笔进行交流,及时了解患者的需要,给予帮助,并告知其成功病例,树立战胜疾病的信心。

2.饮食护理

禁烟酒,多喝水,鼓励患者取坐位或半坐位进食,进食后休息 15～30 分钟再活动。放疗期间患者感觉精神倦怠、喉干口燥,饮食以清热解毒,生津润肺为主。出现吞咽疼痛及胸骨后疼痛时进食温凉容易吞咽的流质或半流质,汤水宜以清热利咽、润肺生津为原则。放疗期间避免食用热性食物和热性水果,如羊肉、狗肉、兔肉及橘子、荔枝、龙眼等。口腔黏膜反应及喉头水肿导致进食困难时,可给予肠内营养。

3.口腔护理

当患者有经口气管插管和胃管时,口腔咀嚼、吞咽功能受限,口腔自净作用和局部黏膜抵抗力减弱,口腔内易繁殖大量细菌。护士需为患者做好口腔护理,每日 3～4 次,保持口腔清洁,同时注意观察有无溃疡等并发症,观察胃管是否在口腔内弯曲、打折等,发现问题及时处理。

4.放疗的护理

(1)喉癌患者术后如身体恢复良好,2 周内可行放射治疗。放疗前必须将金属气管套管更换为塑料套管,佩戴金属气管套管不能进行放疗,防止金属套管影响疗效及可能发生次生波射线对局部造成损伤。

(2)气管套管护理:根据患者咳痰量每日清洗内套管 1～3 次。定期更换固定的纱带,及时更换气管套纱块,保持气管造口周围皮肤清洁、干燥。气管造口最好用大纱块遮挡,污染时及时更换。放疗期间注意观察套管内的痰量、颜色、性质,痰中带血时应多饮水并加强气道湿化。

(3)放疗处皮肤的护理:气管造口处皮肤受射线损伤且易被痰液污染,可每日给予生理盐水清洗造口周围皮肤,避免使用乙醇及活力碘。

(4)放疗并发症的防护:主要表现为声嘶、咽下疼痛、吞咽困难、口干、味觉改变、体重减轻等症状。喉癌晚期放射治疗最常见的并发症是喉水肿、喉软骨炎和喉软骨坏死。应指导患者多饮水,禁烟酒,进食清淡温凉饮食。避免用声,尽量减少与患者的语言交流,改用纸笔交流,并注意观察呼吸情况,指导患者有效咳痰,保持呼吸道通畅,床边备好吸痰装置。放疗期间咽部疼痛充血、喉头水肿或痰液黏稠时,可用生理盐水 3～5ml 加庆大霉素 1 支、α-糜蛋白酶或沐舒坦 1 支雾化吸入每天 1 次,严重时可 2～3 次。喉水肿多于放疗后 3 个月内消退,对超过半年仍不消退或逐渐加重者应注意有无局部残存、复发或早期喉软骨坏死的发生。

(5)语言康复护理:喉全切除术后,患者失去发音能力,无论从功能上和心理上对患者影响都是巨大的。对全喉切除术后的患者应及时进行鼓励、诱导、使他们树立信心和勇气,将心理治疗和语言康复相结合,使患者积极配合治疗和训练,可指导患者去专业机构加强语言康复功能训练。目前的发音重建方式主要有以下几种。

1)食管语言训练:其基本原理是经过训练后,患者将吞咽进入食管的空气从食管冲出,产生声音,再经咽腔和口腔动作调节,构成语言。训练食管音是全喉切除术后患者最方便、最自然、最好的语言康复方法,但并不是每个患者都能训练成功。

2)安装人工喉和电子喉:人工喉是一种人造的发音装置。根据声音传送形式分为经口传声和颈部传声两种。电子喉可获得 3 米以上距离清晰的发音效果。其缺点是佩戴和携带不便,发出的声音欠自然。

3)食管气管造瘘术:在气管后壁和食管前壁间造瘘,插入发音钮或以肌黏膜瓣缝合成管道。近年来国内外进行了多种气管食管造瘘发声重建术和气管食管造瘘口安装单向阀门发音管。

(二)健康教育

(1)指导患者注意保护喉部,避免说话过多产生疲劳。

(2)指导患者或家属学会清洗、消毒和更换气管内套管的方法。保持造瘘口清洁干燥,及时清理分泌物。外出或淋浴时注意保护造瘘口,防止异物吸入。室内保持一定的湿度。

(3)长期戴有气管套管者,喉反射功能降低,指导患者将痰液及脱落坏死组织及时吐出,以防止吸入性肺炎发生。

(4)湿化气道,预防痂皮。根据情况定时向气道内滴入抗生素湿化液,嘱多饮水,以稀释痰液防止痰液干燥结痂。

(5)帮助患者适应自己的形象改变;鼓励其面对现实,照镜子观察自己的造口;教患者一些遮盖缺陷的技巧,如自制围巾、饰品,保持自我形象整洁等。为了保持呼吸道通畅,勿穿高领毛衫。

(6)加强锻炼,增强抵抗力,注意保暖,避免到公共场所,防止上呼吸道感染,禁止游泳.淋浴时防止污物进入气管造口,引起吸入性肺炎。

(7)发现出血、呼吸困难、造瘘口有新生物或颈部扪及肿块,应及时到医院就诊。

(8)定期随诊,治疗结束后第1~2年每3个月复查一次。

第六节　鼻腔与鼻旁窦恶性肿瘤

原发于鼻腔及鼻旁窦的肿瘤,因解剖关系密切,通常一起讨论,以上颌窦癌最多见,筛窦蝶窦癌少见。鼻腔、鼻旁窦、眼眶及颅底之间的骨性间隔均非常薄,肿瘤易在其间扩散。肿瘤向后穿过上颌窦后壁可侵及翼腭窝区、眶底或咽旁间隙,这些部位手术不易切除,肿瘤由此可侵及颅底。鼻腔内肿瘤可破坏鼻中隔、鼻骨,甚至有皮肤浸润,使鼻外形肿胀。鼻腔及筛窦癌男性发病多于女性。患者几乎包括任何年龄,文献报道最大者 83 岁,最小者为新生儿,但以中老年者比例较大。上皮癌多于>40 岁者,且以 40~60 岁为高发年龄,肉瘤发生者年龄较轻。

一、病因

鼻腔及筛窦癌病因尚不明确,可能与下列因素有关:

1.工作环境

接触粉尘、致癌物者,如细木尘、镍和铬粉尘、芥子气、甲醛等。

2.接触放射性元素

如镭、因其他疾病接受头颈部放射治疗者。钍造影曾作为上颌窦 X 射线检查的手段之一,现被认为是诱发上颌窦癌的因素之一。

3.不良生活习惯

如吸烟,烟草燃烧后产生苯并芘可使黏膜充血、水肿、上皮增生、鳞状上皮化生,纤毛运动停止或迟滞,有致癌性。

4.基础疾病

如长期慢性炎症刺激,鼻腔良性肿瘤的恶变,如鼻息肉等。

二、病理分期

(一)病理

鳞状细胞癌是鼻腔及鼻旁窦肿瘤最常见的病理类型。其次是未分化癌、腺癌,还可见腺样囊腺癌、基底细胞癌、淋巴上皮癌、恶性黑色素瘤、嗅神经上皮癌等。肉瘤比较少见,有平滑肌肉瘤、软骨肉瘤、淋巴肉瘤、横纹肌肉瘤等。

(二)分期

鼻腔及鼻旁窦恶性肿瘤的分期对指导治疗和判断预后有重要意义,但目前临床分期尚未统一。

1.鼻腔恶性肿瘤

根据国际抗癌联盟制定的"TNM"恶性肿瘤的分类原则,其分期见表 3-6:

表 3-6　鼻腔恶性肿瘤 TNM 分期

分期	TNM 定义
Ⅰ期:T1N0M0	T1:肿瘤局限于黏膜,未侵袭或破坏骨壁
Ⅱ期:T2N0M0	N0:无区域淋巴结转移
	T2:肿瘤侵袭或破坏骨壁包括侵犯硬腭和(或)中鼻道,上颌窦后壁和翼板未受侵犯
	N0:无区域淋巴结转移
Ⅲ期:T3N0M0	T3:肿瘤侵及以下的任一结构:骨性上颌窦后壁、皮下组织、上颌窦底或眶内壁、翼腭窝、筛窦
T1N1M0	N1:同侧单个淋巴结转移,最大径<3cm
T2N2M0	
T3N1M0	
Ⅳa 期:T4aN0M0	T4a:肿瘤侵及眶内容物、面颊皮肤、翼板、颞颌窝、筛板、蝶窦或额窦
T4aN1M0	N2:
T1N2M0	(N2a):同侧单个淋巴结转移,最大径>3cm,但<6cm
T2N2M0	(N2b):同侧多个淋巴结转移,<6cm
T3N3M0	(N2c):双侧或对侧淋巴结转移,<6cm
T4aN2M0	
Ⅳb 期:T4b 任何 NM0	T4b:肿瘤侵袭以下任一结构:眶尖、硬脑膜、大脑、颅中窝,无三叉神经的上颌部分支的脑神经、鼻咽或斜坡的侵犯
任何 TN3M0	
	N3:淋巴结转移,>6cm
Ⅳc 期:任何 T 任何 NM1	M1

2.上颌窦癌

依据美国 Philip Rubin 和 John T. Hansen 编著的《肿瘤 TNM 分期图谱》分期见表 3-7:

表 3-7　美国 Philip Rubin 和 John T. Hansen 编著的《肿瘤 TNM 分期图谱》分期

分期	标准
原发肿瘤（T）	
T1	肿瘤局限在上颌窦的黏膜,无骨质的破坏或侵蚀
T2	肿瘤导致骨质的破坏或侵蚀包括侵犯至硬腭和/或中鼻道,除侵犯至上颌窦的厚壁和翼板
T3	肿瘤侵犯任何以下一处:上颌窦的后壁骨质,皮下组织,眼眶的底壁或内侧壁
T4a	肿瘤侵犯眼眶内容前部,颊部皮肤,翼板,颞下窝,筛板,蝶窦或额窦
T4b	肿瘤侵犯下列任何一个部位:眶尖,硬脑膜,脑组织,中颅窝,颅神经(除外三叉神经上颌支),鼻咽或斜坡
区域淋巴结（N）	
NX	区域淋巴结不能评估
N0	无区域淋巴结转移
N1	同侧单个淋巴结转移,最大径≤3cm
N2	同侧单个淋巴结转移,3cm<最大径≤6cm;同侧多个淋巴结转移,最大径≤6cm;或双侧或对侧淋巴结转移,最大径≤6cm
N2a	同侧单个淋巴结转移,3cm<最大径≤6cm
N2b	同侧多个淋巴结转移,最大径≤6cm
N2c	双侧或对侧淋巴结转移,最大径≤6cm
N3	转移淋巴结最大径>6cm
远处转移（M）	
M0	无远处转移
M1	有远处转移

3.筛窦恶性肿瘤

目前尚缺乏统一的分期标准,有学者提出对原发肿瘤的分期:Ⅰ期肿瘤局限于筛窦筛房。Ⅱ期肿瘤侵入鼻腔,未侵及其他鼻窦。Ⅲ期肿瘤侵入其他鼻窦或眶内。Ⅳ期肿瘤破坏广泛,侵入颅内、颅底。

4.额窦恶性肿瘤

根据 UICC 制定的"TNM 恶性肿瘤的分类"方法,结合我国临床工作实践,提出分期:Ⅰ期:肿瘤局限于额窦腔内。Ⅱ期:肿瘤侵及骨壁引起下壁骨破坏,但未出窦腔;有或无颈部淋巴结转移。Ⅲ期:肿瘤超出额窦腔,侵及眼眶、鼻腔或者同侧其他鼻窦;有颈部淋巴结转移。Ⅳ期:肿瘤超出额窦,侵及眼眶、颅底、皮;颈部淋巴结转移固定或远处器官转移。

5.蝶窦恶性肿瘤

根据 UICC 制定的"TNM 恶性肿瘤的分类"方法,结合我国临床工作实践,提出分期:Ⅰ期:肿瘤局限于窦腔内。Ⅱ期:肿瘤侵及筛窦或鼻咽。Ⅲ期:肿瘤侵及邻近的脑神经。Ⅳ期:肿瘤侵入颅内或眼眶。

三、临床表现

（一）鼻腔癌

（1）患者常有鼻塞症状，一般症状进展较慢，部分患者被误诊为鼻息肉或鼻窦炎而行手术治疗。

（2）鼻腔分泌物增多及小量鼻出血常见，肿瘤阻塞鼻泪管后可出现流泪，这类患者往往被误诊为泪囊炎。

（3）肿瘤如果穿过筛窦进入眼眶内侧，可出现突眼、复视及眼球活动障碍或失明，偶可见嗅觉障碍。

（4）鼻腔神经胶质瘤可合并低钠血症。晚期肿瘤侵及鼻腔外或者侵及上颌窦，可出现面部疼痛、麻木感、肿胀感；侵犯颅底可引起剧烈头痛，侵犯上齿槽神经可引起牙痛。

（二）上颌窦癌

上颌窦癌通常症状出现较晚，往往当肿瘤侵犯到窦腔以外才出现相应症状。常见症状有：

（1）鼻塞、鼻出血常为单侧，量少，有特殊臭味。

（2）上颌窦区胀痛，肿瘤如超出上颌窦向后扩散，侵及翼状肌后可出现张口困难。累及颅底后可引起头痛、脑神经麻痹，眶底受侵可导致眶下神经麻痹。

（3）肿瘤向下侵犯牙槽，可导致牙痛或牙齿松动及脱落，无牙齿的患者牙槽有相应症状。有时可见上颌窦口腔痿形成，肿瘤侵犯眶内引起眼球外突。

（4）眼眶症状上颌窦的顶壁有眶下神经及血管通过，肿瘤扩展至眼眶时可出现突眼、眼球移位、溢泪、复视、视力下降、结膜充血等。

（5）淋巴结转移均发生较晚，颌下淋巴结常首先受累，上颌窦主要淋巴引流经过后上淋巴管到达咽后和颈深淋巴结，常可在这些区域触及肿大的淋巴结。

（6）晚期常有远处脏器的转移，如肺、肝、骨等组织，出现衰竭、消瘦贫血等恶病质表现。

（三）筛窦癌

1.鼻部症状

早期症状少见，可仅有单侧鼻腔少量血涕，以后肿瘤发展可出现鼻塞、流脓涕、嗅觉减退。

2.眼部症状

早期可有溢泪、复视、突眼、视力减退、眼球活动受限。

3.头部症状

早期可伴有头痛，肿瘤如侵及筛状板、颅底、颅内可出现剧烈持续性头痛。

4.颈部症状

颈部可触及肿大的淋巴结。

5.脑神经

肿瘤易向颅底、颅内扩散，侵及脑神经，尤其第Ⅰ—Ⅳ对神经易波及而产生相应的麻痹症状。

（四）额窦恶性肿瘤

早期可无症状。后期肿瘤发展，侵犯额窦壁后，可出现鼻塞、涕中带血、流脓涕、嗅觉减退、复视、溢泪、眼突、眼痛、眼球活动受限等。

（五）蝶窦癌

早期可无症状，或见涕中带血、头痛。后期肿瘤侵及颅内损伤脑神经，可引起复视、视力减退甚至失明。

四、诊断

（1）结合症状体征，凡出现涕中带血或鼻腔出血、一侧鼻腔进行性鼻塞的，应高度怀疑，并做进一步检查。检查有无鼻腔外侧壁内移等窦内占位性病变、注意有无眼眶受侵、脑神经麻痹症状、面部软组织及皮肤受侵。细致的眶部触诊可发现较早期眶内受侵，还可应用光导纤维镜对鼻腔及鼻咽部进行常规检查。

（2）影像学检查CT和MRI检查，可显示肿瘤的部位、性质、形状、范围及与周边结构的关系，及骨壁破坏的情况。CT是筛窦癌的首选检查方法。

（3）病理活检活检标本可在受侵的鼻咽、鼻腔及内眦处获得，行手术切开活检，但多数情况可通过内镜活检。与切开活检相比，内镜活检可减少种植转移机会，而且不影响以后的手术治疗。病理活检是诊断鼻腔恶性肿瘤、上颌窦癌的金标准，鼻腔可疑新生物可直接取活检进行病理检查；鼻腔无新生物可见，应尽量避免切开取活检，以减少肿瘤扩散的机会；颈部淋巴结肿大者，可行颈部淋巴结穿刺活检。

五、治疗

（一）鼻腔恶性肿瘤

鼻腔恶性肿瘤目前临床治疗以放疗与手术治疗相结合的综合治疗为主，化疗作为辅助治疗和姑息治疗。

1.放射治疗

用于对放疗敏感的肿瘤，如病灶比较局限的未分化癌。

2.手术治疗

用于对放疗不敏感的肿瘤，如黑色素瘤，肿瘤侵犯眼眶或鼻旁窦时，可行相应清除术，淋巴结转移时行淋巴结清扫术。

3.放疗和手术综合治疗

大多数患者均适用，根据病情确定两者的先后顺序。

4.化学治疗

常为多种药物联合使用的姑息治疗，如长春新碱、环磷酰胺、氟尿嘧啶三药联合使用。

（二）上颌窦恶性肿瘤

上颌窦的治疗方法有手术、放疗、化疗和免疫治疗等。临床上多以手术治疗为主，辅以放疗和化疗等综合治疗，尽可能根除肿瘤保存或恢复功能及面部美观，防止肿瘤复发，进一步提高远期疗效。

1.手术

手术方式根据病变的部位、范围而定。手术方式有上颌骨部分切除术、上颌骨切除术及根治性上颌骨切除术等。晚期上颌窦癌发现颈部淋巴结肿大者，应常规行穿刺细胞学检查或活检，确诊淋巴结转移，可行术前放疗或化疗后，再同期行颌颈联合根治术。

2.放射治疗

是治疗上颌窦癌的重要手段,一般与手术联合应用。根据病变的部位、范围及与周边组织的关系确定先放疗再手术,还是先手术再放疗。术前放疗缩小肿块,减少颈部淋巴结转移,为手术创造条件;术后放疗可杀灭微小残留病灶及亚临床颈淋巴转移病;对于肿瘤侵及眼眶者,行术前放疗,可为手术中保留眶内容物创造条件。

3.化学治疗

化疗作为辅助治疗方法,对于消除残余病灶、预防远处转移有重要作用。对于晚期丧失手术机会的患者采取姑息化疗,以提高患者的生存质量、延长生存期。主要有全身化疗及局部置管动脉内化疗两种方式。全身化疗主要采用多药联合化疗,有研究证实采用大剂量羟喜树碱＋多柔比星＋5-FU进行颞浅动脉插管灌注,提高了晚期患者的生存质量。

(三)筛窦恶性肿瘤

治疗包括放疗、手术、化疗。早期病例首选手术,但大多数病例确诊时已属中晚期,故多采取放疗与手术结合的综合治疗,先手术再针对肿瘤残留部位进行放疗;或者先放疗再手术,缩小病灶,减少手术中导致肿瘤扩散的可能,减少复发。出于对保留眶内容物、颅底重要结果的考虑,一般以术前放疗为多。

(四)额窦恶性肿瘤

由于额窦恶性肿瘤早期不易诊断,临床就医时已属晚期,所以治疗效果较差,多采取放疗加手术的综合疗法,化疗作为辅助疗法,多采取多药联合应用。

(五)蝶窦恶性肿瘤

由于蝶窦位于颅骨深部,且与脑神经及大血管相邻,手术治疗难彻底切除病灶,放疗效果不佳,故多采取综合疗法。

六、鼻腔及鼻旁窦恶性肿瘤的护理

(一)心理护理

治疗前联合医生向患者讲解疾病相关知识及治疗方法.解答患者的疑问,减轻患者的恐惧、焦虑。情绪,请同病种治疗效果佳的患者与其沟通交流,增强患者战胜疾病的信心。与患者保持良好的沟通,及时为其解决实际问题。鼓励患者家属陪伴患者,给予精神支持。

(二)放疗前的准备

1.口腔的准备

放疗前一个月应进行洁齿、拔除残根、修补龋齿、治疗牙周炎、牙龈炎等,待组织修复以后方可进行放疗。

2.上颌窦癌放疗前准备

上颌窦放疗前需进行上颌窦开窗引流术,减轻炎症、提高放疗敏感度。放疗期间每日用生理盐水冲洗上颌窦1～2次,做好引流管的护理。

(三)饮食护理

(1)进食温凉、高蛋白、高维生素、低脂肪、质软的食物,如鸡蛋羹、豆制品、肉泥、菌类、新鲜的水果、蔬菜等。忌食刺激辛辣质硬、过冷、过热的食物,如油条、煎饼、麻花、冰制品、过热的水等,戒烟戒酒。

（2）放疗期间多饮水，每日饮水量 2000～3000ml。

（3）放疗开始后，唾液腺由于一过性炎症反应可出现肿胀和不适，尽量避免酸、甜等刺激唾液腺分泌的食物和饮料，减少唾液分泌，以减轻急性反应症状。

（4）放疗期间出现口腔炎影响进食者，应鼓励其进食流质、半流质饮食，餐前给予漱口水漱口减轻疼痛，促进进食，少量多餐，必要时可给予静脉营养支持。

（5）化疗的饮食护理患者宜补充高蛋白质食品，如奶类、瘦肉、鱼、红枣、赤豆等；黄鳝、黑鱼、猪蹄、牛肉、牛脊髓等也有助于升高白细胞；如出现食欲缺乏、消化不良，可增加健脾开胃食品，如山楂、白扁豆、萝卜、香薷、陈皮等，少量多餐，根据患者的喜好进行营养搭配，食物尽量做到异样化，以增进患者的食欲；木耳、猴头蘑、香菇、金针菇等多种食用蘑菇可提高免疫力；化疗后可如出现便秘，在化疗期间宜多食新鲜的水果蔬菜，早晚饮用蜂蜜水，保持大便通畅。

（四）放疗并发症的护理

1. 口腔黏膜护理

口腔黏膜炎分级标准：O 级：无症状；Ⅰ级：疼痛、红斑；Ⅱ级：红斑、溃疡，可进固体食物；Ⅲ级溃疡，只能进流食，有明显疼痛；Ⅳ级：出血、无法进食。

指导患者进食宜清淡、质软，忌食过热、过冷、过硬刺激辛辣食物，避免因进食划伤口腔及咽喉部黏膜。鼓励患者进食后勤漱口，每日软毛牙刷刷牙，鼓励使用含氟牙膏，保持口腔清洁。放疗开始时即用康复新液：三餐后用康复新液漱口，每次含漱 2～3 秒后再吞服，使其充分附着于口腔及下咽黏膜处，保护剂修复黏膜损伤处，减少口腔炎的发生。注意观察患者口腔黏膜情况，如出现红斑、溃疡可给予金因肽（重组人表皮生长因子衍生物）喷于患处，进餐前给予漱口水（0.9％生理盐水 500ml＋2％利多卡因 10ml＋维生素 B125000μg＋庆大霉素 16 万 U）漱口，减轻疼痛、避免感染，进流质饮食。

2. 皮肤护理

（1）放射性皮肤损伤分度：0 度无变化；Ⅰ度轻微的红斑、干性脱皮、滤泡、出汗减少；Ⅱ度明显红斑、斑状湿性皮炎、中度水肿；Ⅲ度融合性湿性皮炎、凹陷性水肿；Ⅳ度皮肤坏死、溃疡、出血。

（2）指导患者放疗期间穿宽松棉质低领衣服，避免衣服摩擦放射野皮肤。

（3）忌用刺激性洗涤剂清洁皮肤，忌用刺激性较强的化学护肤品及含碘、乙醇消毒剂、胶布等，保持皮肤的清洁干燥，避免搔抓皮肤。

（4）外出时注意防晒，避免太阳直射放射野皮肤。

（5）每日给予新鲜库拉索芦荟汁湿敷放射野皮肤 2～3 次，注意皮肤保湿，放疗后给予比亚芬（三乙醇胺乳膏）涂擦。

（6）出现Ⅱ度皮肤损伤，有湿性皮炎时可局部涂擦氢化可的松软膏，如出现水疱，应外涂硼酸软膏，包扎 1～3 天，待水疱渗液吸收后再暴露，包扎时禁用胶布粘贴皮肤。

（7）出现Ⅲ度、Ⅳ度皮肤损伤时应暂停放疗。

3. 每日坚持进行功能锻炼，保持头颈各器官的功能状态。

（1）鼓水运动：用 35～40℃的温水漱口，含漱 1～3 分钟，早中晚睡前各一次，达到爽口洁齿，保护牙龈的作用。

（2）叩齿运动：上下齿叩击，然后用舌舔牙周 3～5 圈结束，每日 2～3 次，每次 100 下左右，有助于坚固牙齿锻炼咀嚼肌。

（3）张口运动：口唇张至最大时，停 5 秒再闭合，早中晚各 100 次，可预防颞颌关节纤维化导致张口困难。

（4）鼓腮运动：口唇闭合，然后鼓气，让腮部鼓起至最大，用手心轻轻按摩两腮及颞颌关节，每天 2、3 次，每次不少于 20 下，可以预防颞颌关节及其周围肌肉的纤维化而引起的张口困难。

（5）弹舌运动：微微张口，使舌头在口腔内弹动，并发出"哒哒"的声音。每日 2 次，每次不少于 20 下，防止舌头、口腔黏膜及咀嚼肌发生退化。放疗中后期可能会引起口唇干裂，在做此项运动时应根据个人情况确定张口的幅度，对于口角干燥严重者不可过度张口或用力过猛，以免引起口角开裂，导致口腔感染。

（6）颈部牵拉运动：头前屈、后仰及头部旋转运动（重度高血压、颈椎病患者慎做），早晚各一次每天 10～20 分钟。可预防和治疗肩部肌肉纤维化。

4.鼻腔的护理

放疗期间坚持进行用鼻可乐冲洗剂鼻腔冲洗每日 2 次，可及时清除鼻腔内脱落的肿瘤坏死分泌物，保持鼻腔的清洁，减少感染，增强放射线的穿透力。每次取一袋鼻可乐冲洗剂，加入 240ml 饮用温水中，水温 32～34℃，摇匀使之溶解，放疗前 30 分钟常规冲洗一次，睡前再冲洗一次，鼻腔堵塞严重者可酌情增加冲洗次数，放疗结束后 1～2 年内应坚持进行鼻腔冲洗。鼻腔干燥者，可给予薄荷滴鼻液滴鼻，保持鼻腔黏膜湿润。

（五）健康教育

（1）放疗结束后三年内不可拔牙。

（2）放疗后 1 年内应坚持行张口、弹舌、鼓腮、叩齿、颈部运动等功能锻炼，坚持鼻腔冲洗。

第七节　眼部恶性肿瘤患者的护理

眼为人体的感觉器官，包括眼球、视路和附属器三个部分。眼球可分为眼球壁和内容两部分。眼球壁由三层膜构成，外层为纤维膜，中层为葡萄膜，内层为视网膜。眼内容物包括房水、晶体和玻璃体。眼附属器包括眼睑、结膜、泪腺、泪道、眼肌与眼眶。

眼部肿瘤分为良性和恶性两大类。良性肿瘤可为实性或囊性、单发或多发，多容易确诊，治疗以手术为主。眼部恶性肿瘤，主要包括眼睑肿瘤、角结膜肿瘤、眼球内肿瘤及眼眶肿瘤 4 个部分，其中眼睑肿瘤占全部眼肿瘤的半数以上，角结膜肿瘤与眼眶肿瘤发病数相近，眼内肿瘤最少见。

眼部恶性肿瘤的病因尚不十分明确，其中光化学损伤时基底细胞发生最重要的致病因素，基底细胞癌与长期曝晒日光有关。

一、眼部各肿瘤的分类及临床表现

（一）眼睑肿瘤

1.眼睑基底细胞癌

眼睑恶性肿瘤中最多见为上皮类肿瘤，常因有较长的病程而被忽略，最后确认依靠病理检查。眼睑基底细胞癌从皮肤或其附件起源,占眼睑恶性肿瘤第一位。女性比男性稍多,老年人比青壮年多,发病年龄高峰在 50~60 岁。一般仅在局部浸润性生长,极少发生转移,晚期可侵入鼻旁窦及颅内引起死亡。病变初期为微小透明结节,似红斑、湿疹或乳头状瘤,含色素者似痣或黑色素瘤(>30%)。损伤后破溃形成典型的浅在性溃疡,边缘参差不齐,变硬、高起、内卷,有侵蚀性溃疡之称。

2.眼睑鳞状细胞癌

皮肤和结膜交界处的睑缘是其好发部位,起源于眼结膜者约占半数。总发病率占眼睑恶性肿瘤的 20%。多发生于老年人。肿瘤生长缓慢,患者无疼痛感。开始像乳头状瘤,逐渐形成溃疡,边缘稍隆起,质地坚硬,可发生坏死和继发感染。

3.眼睑睑板腺癌

眼睑睑板腺癌起源于睑板腺,恶性程度高。发病率次于基底细胞癌,占眼睑恶性肿瘤的第 2 位。患者多为高龄女性,平均年龄>60 岁,上睑比下睑好发。病程短的仅 2 个月,长者可达 24 年,平均为 2 年。病变较深,初起时为位于眼睑皮下深部的小结,质硬,边界清楚,表面皮肤不破,病变外观酷似睑板腺囊肿,但结膜面粗糙,能见到黄白色斑点。

4.眼球表面的恶性肿瘤

80%以上为分化较好的鳞癌,好发于睑裂区的角膜缘。肿瘤发展慢,病程长,很少有淋巴结转移。

(二)角结膜肿瘤

角结膜肿瘤类型繁多,表现各异。主要有:

1.鳞状上皮源性的肿瘤

结膜鳞状上皮源性的肿瘤多与日晒有关,因此好发于气候炎热,日照充足的地区。常见的有结膜乳头状瘤、光化性角化病、角结膜上皮内新生物结膜鳞癌等。

2.黑色素源性的肿瘤

包括:结膜痣、多位于眼裂暴露区的球结膜多呈灰色或褐色,境界清晰与巩膜无粘连;眼部黑色素细胞增多症、常常累及眼周皮肤,是一种先天性色素性病变,黄种人和黑种人多见;种族性黑色素增多症、多见于黑人和深色皮肤的白人,为先天性,双眼球结膜和角膜缘的弥散性色素沉着,一般没有恶性转化的倾向可定期随访;原发性获得性黑色素增多症、好发于中老年人及白人,表现为单眼,弥漫性,不规则,境界不清的结膜黄褐色斑块。

3.其他角结膜肿瘤

包括淋巴管瘤、淋巴性肿瘤及卡波西肉瘤等。

(三)眼球内肿瘤

眼球内的肿瘤生长影响视力,使其视物变形,视力减退,严重者可导致眼内压升高,引起明显的头痛眼痛等。它可分为:

1.视网膜母细胞瘤

是婴幼儿最常见的眼内恶性肿瘤,对视力和生命有严重的威胁和危害。发病无民族、性别及地域性差异,90%是在 3 岁前发病,其中 25%为双眼发病,约 40%属遗传型。早期不易发现,约半数患儿出现白瞳症(猫眼)而被发现,约 1/5 患儿有斜视。眼底检查可见视网膜上有圆形或椭圆形边界不清的灰白色实性隆起肿块,可侵及玻璃体及前房、球外和眶内、沿视神经进入颅内。

2.葡萄膜黑色素瘤

是成年人最常见的眼内恶性肿瘤,多见于50～60岁,常为单侧。主要来源于葡萄膜色素细胞或睫状神经鞘膜细胞,发病率为0.02％～0.06％。易发生眼外和全身转移,预后差。

(四)眼眶肿瘤

眼眶由4个骨壁及其包含的软组织、神经组织等构成。眼眶肿瘤为眼眶疾病中最重要的一大类疾病,是全身肿瘤中的一种。眼眶肿瘤种类繁多,大致可分为:

1.眼眶血管瘤及淋巴管瘤

血管瘤是眼眶中极常见的肿瘤,占眼眶肿瘤的首位,主要有窦型血管瘤、毛细血管瘤和血管外皮瘤三种。

2.眼眶泪腺肿瘤

泪腺肿瘤是原发性眼眶肿瘤中发病频数相当高的一种(25％),其中以良性混合瘤最多见(51.5％),腺样囊性瘤次之(25％),其余为分化性或未分化性腺癌、黏液表皮样癌、恶性混合瘤等。

3.眼眶横纹肌肉瘤

居儿童眶部恶性肿瘤的首位。患者男性多于女性,龄80％<10岁,突眼是最多见的临床症状,起病急、发展迅速、病程短是其特点。分为分化型、腺泡型、胚胎型3种。最多见的是胚胎型,多从球后原始间叶组织起源。

4.眼眶恶性淋巴瘤

眼眶恶性淋巴瘤的发病率近年来呈明显上升态势,已成为眼眶第一位的恶性肿瘤。眼眶内见到的恶性淋巴瘤有4种,分化好、中等分化性恶性淋巴瘤、滤泡性淋巴瘤、分化差的恶性淋巴瘤与Hodgkin淋巴瘤。

二、诊断

眼部肿瘤的检查主要依据超声检查、眼底荧光血管造影等。CT及MRI的检查可显示肿瘤的部位及范围,为治疗时靶区的确定创造了有利的条件。其最后诊断需依据病理检查。

三、治疗

(一)眼睑恶性肿瘤

有手术及放疗等。肿瘤不大,局限在癌眼睑范围内的基底细胞癌和鳞癌,内眦、穹窿部结膜和球结膜未受累者,可行手术治疗。睑板腺癌对放疗不敏感,手术是唯一有效的治疗方法。恶性黑色素瘤恶性程度较高,一经确诊,手术切除为首选方法。

(二)角结膜肿瘤

手术是主要治疗手段。彻底切除,手术中任何器械不应触碰肿瘤,保证安全切缘是成败的关键。对巩膜深层已有累及的恶性肿瘤,可在术后1～2周内放置贴敷板,进行局部放疗。

(三)眼球内肿瘤

1.视网膜细胞瘤

对视网膜母细胞瘤的处理,强调多学科、多中心的合作。视网膜母细胞瘤的治疗目标首先是挽救生命,其次是保留眼球及部分视力。

(1)化学治疗:极早期的视网膜母细胞瘤可以化疗治愈,其余分期者给予单纯的化疗可以使肿瘤体积显著缩小(称为化学减容术)、继发性的视网膜脱离复位、转移减少,从而使局部治疗可以实施。对于全身转移的视网膜母细胞瘤,可以进行联合自体干细胞移植的大剂量化疗。

(2)局部治疗:局部治疗在视网膜母细胞瘤的治疗中越来越重要,治疗效果与肿瘤厚度密切相关。常用的局部治疗方法有:光凝治疗、冷冻治疗、加热治疗、浅层巩膜贴敷放疗等。

(3)手术治疗:手术方法有眼球摘除、眼眶内容物摘除。眼球摘除是视网膜母细胞瘤常用而重要的治疗方法,单眼散发型视网膜母细胞瘤的眼球摘除率为90%,手术操作应轻柔,防止肿瘤细胞进入血循环。

(4)外放疗:视网膜母细胞瘤对放疗敏感,尤其是未分化型,但是外放疗增加第二恶性肿瘤的发生率。外放疗的不良反应有颜面部畸形、干眼症、辐射性白内障、放射性视网膜病变等。

2.葡萄膜黑色素瘤

治疗方法有局部物理治疗、手术、综合治疗及随诊观察等。物理方法包括放疗、激光光凝、光动力治疗、热疗、冷凝。手术治疗包括局部切除、眼球摘除及框内容物剜除术。

(四)眼眶肿瘤

1.眼眶血管瘤及淋巴管瘤

主要是手术切除。

2.眼眶泪腺肿瘤

良性泪腺混合瘤局部摘除,力求包膜完整取出,不全切除者可有复发或恶变。恶性混合瘤主要治疗眼眶内容物剜除术,局部治疗难以根治,对化疗及放疗不敏感。腺样囊性癌主要治疗为眼眶内容物剜除术,对放疗化疗不敏感,但可作为手术的补充治疗。

3.眼眶横纹肌肉瘤

主要是以化疗为主的综合治疗。

4.眼眶恶性淋巴瘤

首选化疗,根据病理组织学类型和病程分期的不同结合放疗。

四、护理

(一)心理支持

(1)患者入院后焦虑、对肿瘤恐惧,并伴有疼痛和视力障碍,而且眶内容物摘除术后患者的视力受损,容貌损伤,给患者的心理和形象上造成了双重的恶性刺激。应做好解释工作,多关心和体贴患者,鼓励家属多陪伴,给予情感支持,及时了解患者的需要,帮助患者发现他本身的优势,如患者在工作上的成就等,对于术后眼部外观缺陷,可告诉患者暂时戴有色眼镜遮盖,恶性肿瘤无复发,可做眼眶重建,安装义眼胎来改善外貌,帮助患者建立对未来生活的信心。

(2)眼部横纹肌肉瘤及视网膜母细胞瘤多为儿童患者,护士需要评估和熟悉患儿的需求,为患者创造个性化的人文环境。

(二)眼部护理

1.手术护理

(1)术前对术眼用抗生素眼药水,预防感染;冲洗结膜囊和泪道;术眼剪睫毛。全身麻醉患者术前晚服镇静剂,以保证良好的睡眠,术前6h禁食、禁水。

(2)术后包扎术眼,注意保持术眼敷料的清洁干燥。密切观察术眼敷料有无渗血、渗液、异味及绷带加压有无过松过紧等情况。指导患者不要用力挤眼、咳嗽、大声说笑,尽量减少活动。随时询问患者有无不适,术眼剧痛并伴有头痛、恶心、呕吐及其他情况应立即报告医师,给予20%甘露醇静脉输注或前房穿刺对症处理。遵医嘱给予抗生素眼药水滴眼,口服抗生素或局部应用激素,以预防感染。

2.术后放疗的眼部护理

(1)婴幼儿期的眼部肿瘤放疗后会影响眶部的发育,造成面部的不对称。放疗照射时应注意减少颧部剂量的重叠,以减轻局部的发育障碍。

(2)术后放疗初期往往水肿加重:如为轻度软组织、眼睑、结膜水肿,一般不用处理。如果是重度水肿需遵医嘱给予脱水处理以减轻患者不适。肿瘤压迫引起视力下降者,放疗期间遵医嘱给予预防性脱水治疗,防止急性放射性水肿,导致视力进一步下降。

(3)防止眼部干燥:眼干症是由于泪腺区照射后使泪腺分泌减少,对眼干患者给予人工眼泪滴眼补充泪液,避免因干燥性结膜炎和角膜炎而引起的患者眼部异物摩擦感和疼痛。对眼睑闭合不全的患者,补充泪液的同时涂眼膏以减少泪液蒸发,避免角膜干燥甚至角膜溃疡。

(4)眼睑皮肤于放疗后长期随访中可见到毛细血管扩张等放射后改变眼睑可因放射的瘢痕引起眼睑的内翻或外翻。睫毛及眉毛放疗时脱落,一般于放疗后重新生长,但接受较高剂量照射后可使睫毛及眉毛稀少、变细。应向患者做好解释,以减轻患者的顾虑。

(5)眼部肿瘤在放疗中,一般不会产生视网膜不可逆的改变而引起视力下降。但当肿瘤靠近视网膜的黄斑区或中心凹时,局部接受了高剂量的照射后,易引起视力下降。应指导患者家属留陪,夜间开夜灯,预防跌倒。

(6)健康教育:指导患者避免热敷,以免加重水肿和增加皮肤的损伤。告知患者放疗期间,反复睁闭眼可能会导致眼部皮肤撕裂,容易引起出血。指导患者在眼部皮肤涂抹眼膏,保护创面。

第四章　胸部肿瘤患者的护理

第一节　肺癌患者的护理

肺癌(lung cancer)是起源于支气管上皮、支气管腺体、细支气管上皮、肺泡上皮的恶性上皮性肿瘤。肺癌是当今世界上最常见的恶性肿瘤之一,也是对人类健康与生命危害最大的恶性肿瘤。肺癌在发达国家位居恶性肿瘤发病率的第 2 位。据统计 2003 年全美肺癌的发生例数约为 171 900 例,其中死亡病例约 157 000 例。近 20 年肺癌在我国大中型城市中的发病率也在呈逐年上升的趋势。以上海为例,20 世纪 70 年代男性肺癌年发病率约在 50/10 万,女性约在 15/10 万。2004 年上海男性肺癌发病率为 82.57/10 万,女性约在 34.81/10 万,分别居于男女恶性肿瘤发病率的第 1 位和第 2 位。

一、病因

(一)吸烟

吸烟是肺癌公认的最重要的危险因素已不容置疑。早在 20 世纪 50～60 年代进行的流行病学研究中就已经确立了吸烟与肺癌发生之间存在密切联系。据美国的国立癌症研究中心及环境保护总署统计,大约 85% 的肺癌与吸烟有关。通过对烟草化学成分的分析,发现烟草中包含的 300 多种化学物质中有大约 40 种已被证实为致癌剂或致癌突变剂,如多环芳香烃(PAH)、N.亚硝酸、芳香胺等致癌源。

流行病学的调查表明:肺癌的发生概率与吸烟量及烟龄密切相关。英国的 Peto 研究表明,长期吸烟者肺癌的发生率是不吸烟者的 16 倍,开始吸烟的年龄若在 15 岁以前,其肺癌发生概率高达 30 倍以上。albert 的癌症预防计划 Ⅱ 调查表明:每日吸烟 20 支,持续 30 年以上的人死于肺癌的概率是不吸烟者的 20～60 倍(男性)及 14～20 倍(女性)。若吸烟史在 40 年以上,则概率还要翻 1 倍。

近年来被动吸烟导致肺癌的问题也被广为研究,被动吸烟即吸"二手烟"(second hand smoking),是指非吸烟者与吸烟者共处同一环境,被动吸入烟雾。若家庭或办公环境中有人吸烟,其未吸烟者每日吸入的有害气体并不少于吸烟者,且对烟草中有害物质的刺激反应更大,所以被动吸烟也会增加肺癌的发生概率。据美国的调查结果,每年发生在美国的 17 万肺癌患者中,约有 3000 例由被动吸烟引起。

有长过滤嘴的香烟由于其过滤嘴的过滤作用,使得烟雾中的颗粒变细变小,由此可导致这些细小的颗粒进入更深的细支气管并聚集在那里。另外,烟草商生产含有更低煤焦油的香烟,吸烟者在吸这类香烟时为满足其成瘾性,常常会把烟吸得更深,从而也使烟草中的致癌剂进入更小的细支气管,这两种现象有可能是近年来肺腺癌发生比例增高的原因。

（二）职业致癌因子

从事接触石棉、无机砷化合物、二氯甲醚、铬、氡、芥子气、氯乙烯、煤焦油、石油及电离辐射的人，其肺癌发病率高。

1.无机砷化合物

美国癌症研究所 Lee 报道：暴露于三氧化二砷环境的工人死于肺癌者较对照组高出 3 倍，而工作 15 年以上者更可高达 8 倍。由砷导致的肺癌以分化差的多见，鳞癌次之，腺癌少见。

2.二氯甲醚

二氯甲醚是强烈的导致肺癌的化学物质，由此因素引起的肺癌患者中以小细胞肺癌为主。

3.煤焦油

早在 1937 年英国人就发现接触煤气和沥青以及炼焦的工人患肺癌比例高，其后又在美国、日本、加拿大、挪威及中国被发现并得到证实。煤焦油中含有苯芘类的多环芳烃具有致癌性。

4.石棉

直径＜$0.5\mu m$ 的石棉致癌力较强。石棉尘肺是石棉工人常见的职业病，其中 $10\%\sim30\%$ 可发展成为肺癌或胸膜间皮瘤。

5.铬

与铬酸盐接触的工人肺癌死亡率高出一般人群的 $5\sim25$ 倍。

6.镍

接触金属镍尘或羰基镍蒸汽的工人肺癌死亡率高出一般人群的 6 倍。

7.电离辐射

体内外接触到放射线均可引起肺癌的发病。开采矿石的矿工中 $70\%\sim80\%$ 死于肺癌，以原发多灶性鳞癌为主，小细胞肺癌次之。

（三）空气污染

1.室内小环境

如被动吸烟、烧煤、烹调产生的致癌物质。

2.室外大环境

如汽车废气、工业废气、公路沥青等污染。空气中 PM2.5 的浓度长期高于 $10\mu g/m3$，肺癌发病率显著上升。

（四）生物学因素

迄今为止 nyc、ras、c-ebb 已被确定为是与肺癌相关的癌基因。而抑癌基因 p53，Rb 及第 3 号染色体短臂上部分区域的缺失，也会促发肺癌。

（五）营养与饮食

维生素 A 为抗氧化剂，可直接干扰癌变过程。摄取食物中维生素 A 含量少或血清维生素 A 含量低时，患肺癌的危险性就高。

（六）其他

结核病、病毒感染、真菌霉素（黄曲霉）、机体免疫功能下降、内分泌失调以及家族遗传等因素对肺癌的发生也可能起到一定的作用。

二、病理与分期

(一)病理学

1.按肿瘤发生部位分型

(1)中央型肺癌:发生在主支气管、叶支气管及段支气管的癌肿。以鳞状上皮细胞癌和小细胞未分化癌多见,约占 3/4。

(2)周围型肺癌:发生在段支气管以下的小支气管及细支气管的癌肿,以腺癌较为多见,约占 1/4。

(3)弥漫型肺癌:发生在细支气管和肺泡的癌肿,弥漫分布在肺内。

2.按肿瘤生长方式分型

(1)管内型:多见于鳞癌,其肿块位于较大的支气管腔内,呈息肉状或菜花样突入管腔,少数有蒂。

(2)管壁浸润型:肿块向较大的支气管壁内浸润,常侵入管壁外肺组织。管壁黏膜皱襞消失,呈颗粒状或肉芽表面,管壁增厚,管腔狭窄。

(3)巨块型:肿块直径>5cm,多靠近肺门,形状不规则,边缘呈大分叶状,与周围组织分界不清。

(4)球形:肿块呈圆形或类圆形,直径 3~5cm,边缘较平滑,边缘呈小分叶状,与周围组织分界清楚。

(5)结节型:肿块呈圆形或不规则形,直径<3cm,单个或多个,与周围组织分界清楚。

(6)弥漫浸润型:肿块弥漫浸润肺叶或肺段的大部分,形态类似于大叶性肺炎或融合性支气管肺炎。

3.按组织病理学分型

(1)非小细胞肺癌(NSCLC):①鳞状细胞癌(鳞癌)是肺癌中较常见的类型,其主要发生于段支气管,其次在叶支气管,因此以中央型多见,比例约占 2/3。因其侵犯支气管黏膜,易脱落,故痰中容易找到癌细胞而被早期发现。肿瘤向管腔生长致使支气管狭窄甚至阻塞,导致肺不张、脂质性肺炎、支气管肺炎或肺脓肿。周围型鳞癌常可发生癌灶中心广泛凝固坏死,可有空洞形成。②腺癌在某些发达国家已成为最常见的肺癌类型,在我国的发生率也在呈逐年增长的趋势,并已超过了鳞癌。肿瘤可发生于各级支气管,但以小支气管为主,因此多为周围型肺癌。腺癌富有血管,局部浸润和血行转移较鳞癌早,易转移至肝、脑和骨,还易累积胸膜引起胸腔积液。③腺鳞癌。④大细胞癌指细胞体积较大、核大、核仁显著、胞质丰富的恶性上皮性肿瘤,无鳞癌、小细胞癌或腺癌的特点。大细胞癌恶性程度高,肿瘤大多发生在段支气管和叶支气管,多数症状与肿瘤局部作用有关,少数患者可出现副瘤综合征。肿瘤体积较大。常见中央坏死,但空洞形成不常见。

(2)小细胞肺癌(SCLC):主要发生在主支气管和叶支气管,约 70% 的病例表现为肺门周围肿块。肿瘤生长迅速,早期可出现广泛转移,常累及纵隔,发生了腔静脉压迫综合征、喉返神经麻痹及吞咽困难。远处转移到中枢神经系统、骨及肝,可出现相应的症状。是肺癌中恶性程度最高的一种,在各型肺癌中预后最差。

(3)肉瘤样癌:包括多形性癌、梭形细胞癌、巨细胞癌、癌肉瘤、肺母细胞瘤。

（4）类癌：起源于支气管和细支气管黏膜上皮中神经内分泌细胞的肺癌，较少见，恶性程度低。临床上常出现副瘤综合征、库欣综合征、肢端肥大征等。

（5）唾液腺型癌：起自支气管腺体的低度恶性肿瘤，支气管腺体及其肿瘤均与唾液腺及其肿瘤相同，故称为唾液腺型癌。好发于中年男女患者，肿瘤大多位于气管或主支气管内。

（二）分期

1.非小细胞肺癌的分期

目前非小细胞肺癌的 TNM 分期采用国际肺癌研究协会（IASLC）2009 年第 7 版分期标准（表 4-1）。

表 4-1　非小细胞肺癌的 TNM 分期标准

分期	标准
原发肿瘤（T）	
TX	原发肿瘤不能评估，或痰、支气管冲洗液找到癌细胞但影像学或支气管镜没有可见的肿瘤
T0	没有原发肿瘤的证据
Tis	原位癌
T1	肿瘤最大径≤3cm，周围被肺或脏胸膜所包绕，支气管镜下肿瘤侵犯没有超出叶支气管（即没有累及主支气管）
T1a	肿瘤最大径≤2cm
T1b	肿瘤最大径＞2cm 且≤3cm
T2	肿瘤大小或范围符合以下任何一项：肿瘤最大径＞3cm；但不超过 7cm；累及主支气管，但距隆凸≥2cm；累及脏胸膜；扩展到肺门的肺不张或阻塞性肺炎，但不累及全肺
T2a	肿瘤最大径≤5cm，且符合以下任何一点：肿瘤最大径＞3cm；累及主支气管，但距隆凸≥2cm；累及脏胸膜；扩展到肺门的肺不张或阻塞性肺炎，但不累及全肺
T2b	肿瘤最大径＞5cm 且≤7cm
T3	任何大小的肿瘤已直接侵犯了下述结构之一者：胸壁（包括肺上沟瘤）、膈肌、纵隔胸膜、心包；或肿瘤位于距隆凸 2cm 以内的主支气管，但尚未累及隆凸；或全肺的肺不张或阻塞性肺炎。肿瘤最大径＞7cm；与原发灶同叶的单个或多个的卫星灶
T4	任何大小的肿瘤已直接侵犯了下述结构之一者：纵隔、心脏、大血管、气管、食管、喉返神经、椎体、隆凸，或与原发灶不同叶的单发或多发病灶
区域淋巴结（N）	
NX	区域淋巴结不能评估
N0	无区域淋巴结转移
N1	转移至同侧支气管旁淋巴结和（或）同侧肺门淋巴结，和肺内淋巴结，包括原发肿瘤直接侵犯
N2	转移至同侧纵隔和（或）隆凸下淋巴结
N3	转移至对侧纵隔、对侧肺门淋巴结、同侧或对侧斜角肌或锁骨上淋巴结

分期	标准
远处转移（M）	
MX	远处转移不能评估
M0	无远处转移
M1	有远处转移
M1a	胸膜播散（包括恶性胸膜积液、恶性心包积液、胸膜转移结节）；对侧肺叶的转移性结节
M1b	胸腔外远处转移

大部分肺癌患者的胸腔积液（或心包积液）是由肿瘤所引起的。但如果胸腔积液（或心包积液）的多次细胞学检查未能找到癌细胞，胸腔积液（或心包积液）又是非血性或非渗出性的，临床判断该胸腔积液（或心包积液）与肿瘤无关，这种类型的胸腔积液（或心包积液）不影响分期。

肺癌 TNM 分期分组（IASLC2009）见表 4-2。

表 4-2 肺癌 TNM 分期分组

分期	TNM
隐形肺癌	TXN0M0
0	tian0M0
Ⅰa	T1a,bN0M0
Ⅰb	T2aN0M0
Ⅱa	T1a,nim0；T2aN1M0；T2bN0M0
Ⅱb	T2N1M0；T3N0M0
Ⅲa	TIN2M0；T2N2M0；T3N1M0；T3N2M0
	T4N0M0；T4N1M0
Ⅲb	T4N2M0；任何 TN3M0
Ⅳ	任何 T 任何 NM1a,b

2.小细胞肺癌分期

对于接受非手术的患者采用局限期和广泛期分期方法，对于接受外科手术的患者，采用国际肺癌研究协会（IASLC）2009 年第 7 版分期标准。

三、临床表现

肺癌的临床表现与肿瘤发生的部位、大小、类型、发展阶段、有无并发症或转移有密切关系。有 5%～10% 的患者于发现肺癌时无症状。

1.肺癌早期可无明显症状

当病情发展到一定程度时，常出现以下症状。

（1）刺激性干咳：通常为肺癌的首发症状。

（2）痰中带血或血痰：多见于中央型肺癌。

(3)胸痛:表现为持续性、不规则的胸部钝痛或隐痛。

(4)发热:以低热多见,偶有高热。早期为肿瘤引起肺部炎症所致,晚期因继发感染、肿瘤坏死所致。

(5)气促:多因肿瘤阻塞气道或并发肺炎、肺不张以及胸腔积液而导致。当呼吸道症状超过两周,经治疗不能缓解,尤其是痰中带血、刺激性干咳,或原有的呼吸道症状加重,要高度警惕肺癌存在的可能性。

2.当肺癌侵及纵隔时可出现如下症状

(1)癌肿侵犯喉返神经时会出现声音嘶哑的表现。

(2)上腔静脉综合征(SVCS)是由于肿瘤本身或其转移的淋巴结病灶压迫上腔静脉,甚至在上腔静脉内部形成血栓,使上腔静脉回流受阻,引起的阻塞综合征。患者表现为颜面部(特别是眼睛)、颈部、双上肢水肿以及胸前部淤血和静脉曲张,同时伴有面部潮红、咳嗽、头痛、流泪、呼吸困难等症状,严重者甚至会因为脑部严重充血、水肿而导致意识不清、癫痫等症状的出现。

(3)癌肿侵犯胸膜、胸导管及胸壁,可以引起持续剧烈的胸痛以及胸腔积液。胸膜腔积液,往往为血性。大量积液可以引起气促。

(4)癌肿侵犯食管可引起吞咽困难。

(5)癌肿侵犯膈神经可引起膈肌麻痹。

3.肺癌好发的转移部位及相应症状

(1)肺癌发生脑转移概率依次为小细胞肺癌、大细胞肺癌、腺癌、鳞癌。大约有 $20\% \sim 50\%$ 的肺癌患者会出现脑转移。主要表现为颅内高压的症状,如头痛、恶心、呕吐、眩晕、视物不清、精神异常,还可出现癫痫、偏瘫、小脑功能障碍及失语。小细胞肺癌还可侵犯脑膜,其症状类似于脑转移,当怀疑脑膜转移时,行腰椎穿刺应慎重。脊髓转移可导致脊髓压迫,引发截瘫。

(2)骨是肺癌常见转移部位,多见脊柱、髂骨、股骨、肱骨、肋骨。其表现为持续固定部位的骨痛、血浆碱性磷酸酶或血钙升高,有发生病理性骨折的风险。脊柱转移时可压迫椎管,导致阻塞及脊髓压迫症状。

(3)右上腹痛、肝大、碱性磷酸酶、谷草转氨酶、乳酸脱氢酶或胆红素升高应当考虑肝转移的可能。

(4)小细胞肺癌易发生胰腺转移,患者可出现胰腺炎症状或阻塞性黄疸。

(5)肾上腺及腹膜后淋巴结转移也较为多见,临床上多无特异性症状。

(6)肺癌可转移到全身任何部位的淋巴结,其中以锁骨上淋巴结最为多见。

(7)皮下转移时可在皮下触及结节。

(8)血行转移到其他器官可出现转移器官的相应症状。

4.副瘤综合征

(1)神经肌肉综合征:小脑皮质变性、周围神经病变、肌无力。

(2)肺源性骨关节增生:常见杵状指、长骨骨膜炎。

(3)分泌促性腺激素引起男性乳房发育。

（4）小细胞肺癌可能出现异位的促肾上腺皮质腺激（ACTH）或促黑色素细胞刺激激素（MSH）分泌增加引发身体暴露部位、乳头、嘴唇、颊黏膜、外阴等部位的皮肤色素沉着。

（5）上叶尖部肺癌可侵入和压迫位于胸廓入口的器官组织，如第一肋骨、锁骨下动、静脉、臂丛神经、颈交感神经等，产生剧烈胸痛，上肢静脉怒张、水肿、臂痛和上肢运动障碍，同侧上睑下垂、瞳孔缩小、眼球内陷、面部无汗等颈交感神经综合征表现，称为 Horner 综合征（霍纳综合征）。

（6）弥散性血管内凝血（DIC）可出现于各种细胞类型的肺癌，其原因与肿瘤组织释放促凝血因子有关。主要症状为皮下瘀斑、紫癜、血肿、血尿。

4.心血管症状

肺癌患者出现心血管症状可由肿瘤本身引起，也可由副瘤综合征引起。

（1）中央型肺癌及小细胞肺癌易累及心包或心肌而引发心包积液出现心脏压塞的症状，临床上表现为心律不齐、心动过速或房颤，吸气时常有静脉怒张。

（2）腺癌患者可发生非细菌性栓塞性心内膜炎。

（3）小细胞肺癌偶尔伴发类癌综合征，主要表现为面部潮红、二尖瓣或主动脉瓣狭窄。

四、诊断

（一）影像检查

1.胸部 X 线检查

胸片是早期发现肺癌的一个重要手段，也是术后随访的方法之一。

2.胸部 CT 检查

可以进一步验证病变所在的部位和累及范围，也可大致区分其良、恶性，是目前诊断肺癌的重要手段。低剂量螺旋胸部 CT 可以有效地发现早期肺癌，而 CT 引导下经胸肺肿物穿刺活检是重要的获取细胞学、组织学诊断的技术。

3.B 型超声检查

主要用于发现腹部重要器官以及腹腔、腹膜后淋巴结有无转移，也用于双锁骨上窝淋巴结的检查；对于邻近胸壁的肺内病变或胸壁病变，可鉴别其囊、实性及进行超声引导下穿刺活检；超声还常用于胸腔积液抽取定位。

4.MRI 检查

对肺癌的临床分期有一定价值，特别适用于判断脊柱、肋骨以及颅脑有无转移。

5.骨扫描（骨 ECT）检查

用于判断肺癌骨转移的常规检查。

6.PET-CT 检查

在诊断肺癌纵隔淋巴结转移时较 CT 的敏感性、特异性高。

（二）内镜检查

1.纤维支气管镜检查

是诊断肺癌最常用的方法，包括纤支镜直视下刷检、活检以及支气管灌洗获取细胞学和组织学诊断。上述几种方法联合应用可以提高检出率。

2.经纤维支气管镜

引导透壁穿刺纵隔淋巴结活检术（TBNA）和纤维超声支气管镜引导透壁淋巴结穿刺活检

术(EBUS-TBNA)经纤维支气管镜引导透壁淋巴结穿刺活检有助于治疗前肺癌 TNM 分期的精确 N2 分期。经纤维超声支气管镜引导透壁淋巴结穿刺活检术(EBUS-TBNA)更能就肺癌 N1 和 N2 的精确病理诊断提供安全可靠的支持。

3.纵隔镜检查

作为确诊肺癌和评估 N 分期的有效方法,是目前临床评价肺癌纵隔淋巴结状态的金标准。尽管 CT、MRI 以及近年应用于临床的 PET-CT 能够对肺癌治疗前的 N 分期提供极有价值的证据,但仍然不能取代纵隔镜的诊断价值。

4.胸腔镜检查

胸腔镜可以准确地进行肺癌诊断和分期,对于经纤维支气管镜和经胸壁肺肿物穿刺针吸活检术(TTNA)等检查方法无法取得病理标本的早期肺癌,尤其是肺部微小结节病变,行胸腔镜下病灶切除,即可以明确诊断。对于中晚期肺癌,胸腔镜下可以行淋巴结、胸膜和心包的活检,胸腔积液及心包积液的细胞学检查,为制定全面治疗方案提供可靠依据。

(三)其他检查技术

1.痰细胞学检查

痰细胞学检查是目前诊断肺癌简单方便的无创伤性诊断方法之一,连续三天留取清晨深咳后的痰液进行痰细胞学涂片检查可以获得细胞学的诊断。

2.经胸壁肺内肿物穿刺针吸活检术(TTNA)

TTNA 可以在 CT 或 B 超引导下进行,在诊断周围型肺癌的敏感度和特异性上均较高。

3.胸腔穿刺术

当胸腔积液原因不清时,可以进行胸腔穿刺,以进一步获得细胞学诊断,并可以明确肺癌的分期。

4.胸膜活检术

当胸腔积液穿刺未发现细胞学阳性结果时,胸膜活检可以提高阳性检出率。

5.浅表淋巴结活检术

对于肺部占位病变或已明确诊断为肺癌的患者,如果伴有浅表淋巴结肿大,应当常规进行浅表淋巴结活检,以获得病理学诊断,进一步判断肺癌的分期,指导临床治疗。

(四)血液免疫生化检查

1.血液生化检查

肺癌患者血浆碱性磷酸酶或血钙升高考虑骨转移的可能,血浆碱性磷酸酶、谷草转氨酶、乳酸脱氢酶或胆红素升高考虑肝转移的可能。

2.血液肿瘤标志物检查

(1)癌胚抗原(CEA):目前血清中 CEA 的检查主要用于判断肺癌预后以及对治疗过程的监测。

(2)神经特异性烯醇化酶(NSE):是小细胞肺癌首选标志物,用于小细胞肺癌的诊断和治疗反应监测。

(3)细胞角蛋白片段 19(CYFRA21-1):对肺鳞癌诊断的敏感性、特异性有一定参考意义。

(4)鳞状细胞癌抗原(SCC):对肺鳞状细胞癌疗效监测和预后判断有一定价值。

(五)组织学诊断

组织病理学诊断是肺癌确诊和治疗的依据。

(六)肺癌的鉴别诊断

1. 良性肿瘤

常见的有肺错构瘤、支气管肺囊肿、巨大淋巴结增生、炎性肌母细胞瘤、硬化性血管瘤、结核瘤、动静脉瘘等。

2. 结核性病变

是较常见也是最容易与肺癌相混淆的病变,临床上容易误诊、误治或延误治疗。对于临床上难于鉴别的病变,应当反复做痰细胞学检查、纤维支气管镜检查及其他辅助检查,直至开胸探查。还可进行诊断性抗结核治疗并密切随访。结核菌素试验阳性不能作为排除肺癌的指标。

3. 肺炎

大约有 1/4 的肺癌早期以肺炎的形式出现。对起病缓慢,症状轻微,抗炎治疗效果不佳或反复发生在同一部位的肺炎应当高度警惕有肺癌可能。

4. 其他

包括发生在肺部的一些少见、罕见的良、恶性肿瘤,如肺纤维瘤、肺脂肪瘤等。

五、治疗

(一)治疗原则

采取综合治疗的原则,即根据患者身体状况,肿瘤细胞学、病理学类型,侵及范围(临床分期)和发展趋向,采取多学科综合治疗(MDT)模式,有计划、合理地应用手术、化疗、放疗和生物靶向等治疗手段,以期达到根治或最大程度控制肿瘤,提高治愈率,改善患者的生活质量,延长患者生存期的目的。目前肺癌的治疗仍以手术治疗、放射治疗和药物治疗为主。

(二)外科手术治疗

手术切除是肺癌的主要治疗手段,也是目前临床治愈肺癌的唯一方法。肺癌手术分为根治性手术与姑息性手术,应当力争根治性切除。以期达到最佳、彻底的切除肿瘤,减少肿瘤转移和复发,并且进行最终的病理 TNM 分期,指导术后综合治疗。

1. 手术适应证

(1) Ⅰ、Ⅱ期和部分Ⅲa期(T3N1～2M0;T1～2N2M0;T4N0～1M0 可完全性切除)非小细胞肺癌和部分小细胞肺癌(T1～2N0～1M0)。

(2)经新辅助治疗(化疗或化疗加放疗)后有效的 N2 期非小细胞肺癌。

(3)部分Ⅲb期非小细胞肺癌(T4N0～1M0)如能局部完全切除肿瘤者,包括侵犯上腔静脉、其他毗邻大血管、心房、隆凸等。

(4)部分Ⅳ期非小细胞肺癌,有单发对侧肺转移,单发脑或肾上腺转移。

(5)临床高度怀疑肺癌的肺内结节,经各种检查无法定性诊断,可考虑手术探查。

2. 手术禁忌证

(1)全身状况无法耐受手术,心、肺、肝、肾等重要脏器功能不能耐受手术者。

(2)绝大部分诊断明确的Ⅳ期、大部分Ⅲb期和部分Ⅲa期非小细胞肺癌,以及分期晚于

T1～2N0～1M0 期的小细胞肺癌。

（三）放射治疗

肺癌放疗包括根治性放疗、姑息放疗、辅助放疗和预防性放疗等。

1.非小细胞肺癌（NSCLC）

（1）对于接受手术治疗的 NSCLC 患者，如果术后病理手术切缘阴性而纵隔淋巴结阳性（pN2），除了常规接受术后辅助化疗外，建议加用术后放疗。对于切缘阳性的 pN2 肿瘤，如果患者身体许可，建议采用术后同步放化疗。对切缘阳性的患者，放疗应当尽早开始。

（2）Ⅰ 期不能接受手术治疗的 NSCLC 患者，放射治疗是有效的局部控制病灶的手段之一。

（3）对于因身体原因不能接受手术的 Ⅱ～Ⅲ 期 NSCLC 患者，如果身体条件许可，应当给予适形放疗结合同步化疗。

（4）对于有广泛转移的 Ⅳ 期 NSCLC 患者，部分患者可以接受原发灶和转移灶的放射治疗以达到姑息减症的目的。

2.小细胞肺癌（SCLC）

（1）局限期 SCLC 经全身化疗后部分患者可以达到完全缓解，但是如果不加用胸部放疗，胸内复发的风险很高。加用胸部放疗不仅可以显著降低局部复发率，而且死亡风险也显著降低。

（2）在广泛期 SCLC 患者，远处转移灶经化疗控制后加用胸部放疗可以提高肿瘤控制率，延长生存期。

如果病情许可，小细胞肺癌的放射治疗应当尽早开始，可以考虑与化疗同步进行。如果病灶巨大，放射治疗导致肺损伤的风险过高的话，也可以考虑先采用 2～3 周期的化疗，然后尽快开始放疗。

3.预防性脑照射

（1）局限期小细胞肺癌患者，在胸内病灶经治疗达到完全缓解后推荐加用预防性脑照射。

（2）广泛期小细胞肺癌在化疗有效的情况下，加用预防性脑照射亦可降低小细胞肺癌脑转移的风险。

（3）非小细胞肺癌全脑预防照射根据每个患者的情况权衡利弊后确定。

4.晚期肺癌患者的姑息放疗

晚期肺癌患者的姑息放疗主要目的是为了解决因原发灶或转移灶导致的局部压迫症状、骨转移导致的疼痛以及脑转移导致的神经症状等。对于此类患者可以考虑采用低分割照射技术，使患者更方便得到治疗，同时可以更迅速地缓解症状。

（四）肺癌的药物治疗

肺癌的药物治疗包括化疗和分子靶向药物治疗（EGFR-TKI 治疗）。化疗分为姑息化疗、辅助化疗和新辅助化疗。

1.晚期 NSCLC

（1）一线药物治疗：含铂两药方案为标准的一线治疗；EGFR 突变患者，可选择靶向药物的治疗；有条件者，在化疗基础上可联合抗肿瘤血管药物。

（2）二线药物治疗可选择多西紫杉醇，EGFR 突变患者可选择靶向药物 EGFR-TKI。

（3）三线药物治疗可选择 EGFR-TKI 或进入临床试验。

2.不能手术切除的 NSCLC

推荐放疗、化疗联合，根据具体情况可选择同步或序贯放化疗。同步治疗推荐化疗药物为依托泊苷/顺铂（EP/EC）与紫杉醇或多西紫杉醇/铂类。序贯治疗化疗药物可参照一线治疗。

3.NSCLC 的围手术期辅助治疗

（1）完全切除的Ⅱ～Ⅲ期 NSCLC，推荐含铂两药方案术后辅助化疗 3～4 个周期。

（2）辅助化疗始于患者术后体力状况基本恢复正常，一般在术后 3～4 周开始。

（3）新辅助化疗：对可切除的Ⅲ期 NSCLC 可选择含铂两药，2 个周期的术前新辅助化疗，一般在化疗结束后 2～4 周进行手术。术后辅助治疗应当根据术前分期及新辅助化疗疗效，有效者延续原方案或根据患者耐受性酌情调整，无效者则应当更换方案。

4.小细胞肺癌（SCLC）

（1）局限期小细胞肺癌（Ⅱ～Ⅲ期）推荐放、化疗为主的综合治疗。化疗方案推荐 EP 或 EC 方案。

（2）广泛期小细胞肺癌（Ⅳ期）推荐化疗为主的综合治疗。化疗方案推荐 EP、EC 或顺铂加拓扑替康（IP）或加伊立替康（IC）。

（五）非小细胞肺癌的分期综合治疗模式

1.Ⅰ、Ⅱ期非小细胞肺癌

（1）首选手术治疗，对于肺功能差的患者可以考虑行解剖性肺段或楔形切除术加肺门、纵隔淋巴结清除术。

（2）完全手术切除的 IA 期肺癌患者不适宜进行术后辅助化疗。完全切除的 IB 期患者，不将术后辅助化疗作为常规。完全切除的Ⅱ期非小细胞肺癌推荐术后辅助化疗。

（3）切缘阳性的Ⅰ、Ⅱ期肺癌推荐再次手术。其他任何原因无法再次手术的患者，推荐术后化疗加放疗。

2.Ⅲ期非小细胞肺癌

（1）可切除的局部晚期非小细胞肺癌包括：①T3N1 的 NSCLC 患者，首选手术治疗，术后行辅助化疗；②部分 T4N0—1 的患者：a.相同肺叶内的卫星结节：在新的分期中，此类肺癌为 T3 期，首选治疗为手术切除，也可选择术前新辅助化疗，术后辅助化疗。b.其他可切除之 T4N0—1 期非小细胞肺癌，可酌情首选新辅助化疗，也可选择手术切除。如为完全性切除，考虑术后辅助化疗。如切缘阳性，术后行放疗和含铂方案化疗；③肺上沟瘤的部分可手术患者，建议先行同步放化疗，然后再手术＋辅助化疗。

（2）不可切除的局部晚期非小细胞肺癌包括：①影像学检查提示纵隔的团块状阴影，纵隔镜检查阳性的非小细胞肺癌；②大部分的 T4 和 N3 的非小细胞肺癌；③T4N2—3 的患者；④胸膜转移结节、恶性胸腔积液和恶性心包积液的患者。

3.Ⅳ期非小细胞肺癌

Ⅳ期肺癌建议先获取肿瘤组织进行表皮生长因子受体（EGFR）是否突变的检测，根据 EGFR 突变状况制定相应的治疗策略。Ⅳ期肺癌以全身治疗为主要手段，以提高患者生活质量、延长生命为治疗目的。

（1）对于 EGFR 敏感突变的Ⅳ期非小细胞肺癌，推荐吉非替尼或厄洛替尼一线治疗。

（2）一线化疗失败的非小细胞肺癌，推荐多西紫杉醇、培美曲塞二线化疗，以及吉非替尼或厄洛替尼二线或三线口服治疗。

（3）对 EGFR 野生型或突变状况未知的Ⅳ期非小细胞肺癌，如果功能状态评分为 PS＝0～1，应当尽早开始含铂两药的全身化疗。对不适合铂类治疗的患者，可考虑非铂类两药联合化疗。

（六）小细胞肺癌分期综合治疗模式

（1）Ⅰ期 SCLC 采用手术＋辅助化疗（方案为 EP 或 EC，一般进行 4～6 个周期）。

（2）Ⅱ～Ⅲ期 SCLC 采用放、化疗联合。

1）可选择序贯或同步。

2）序贯治疗推荐 2 周期诱导化疗后同步化、放疗。

3）经过规范治疗达到疾病控制者，推荐行预防性脑照射（PCI）。

（3）Ⅳ期 SCLC 采用以化疗为主的综合治疗，以期改善生活质量。

1）一线推荐 EP/EC、IP、IC。

2）3～6 个月内复发者推荐拓扑替康、伊立替康、吉西他滨或紫杉醇治疗。

3）6 个月后疾病进展可选择初始治疗方案。

六、护理

（一）饮食护理

肺癌患者应给予高蛋白、高热量、高维生素、易消化的食物，合理搭配动、植物蛋白。忌油腻、油煎、烧烤等热性食物以及辛辣刺激性食物，如：葱、蒜、韭菜、姜、花椒、辣椒、桂皮等。注意加强口腔护理，保持口腔的清洁卫生，以增进食欲。化疗期间应酌情使用止吐剂以缓解化疗药物导致的胃肠道反应。

（1）具有增强机体免疫、抗肺癌作用的食物，如：薏米、甜杏仁、菱角、茯苓、山药、大枣、乌梢蛇、四季豆、香菇、核桃、甲鱼。

（2）咳嗽多痰宜吃白果、萝卜、芥菜、杏仁、橘皮、枇杷、橄榄、柿饼、荸荠、海带、紫菜、冬瓜、丝瓜、芝麻、无花果、松子、核桃、罗汉果、桃、橙、柚等。

（3）发热宜吃黄瓜、冬瓜、苦瓜、莴苣、茄子、发菜、百合、苋菜、荠菜、马齿苋、西瓜、菠萝、梨、柿、橘、柠檬、橄榄、桑葚子、荸荠、鸭、青鱼。

（4）咯血宜吃青梅、藕、甘蔗、梨、莲子、黑豆、豆腐、荠菜、茄子、牛奶、鲩鱼、甲鱼。

（5）放疗、化疗期间宜吃减轻副作用的食物，如：蘑菇、桂圆、黄鳝、核桃、甲鱼、乌龟、猕猴桃、大枣、葵花籽、苹果、绿豆、黄豆、赤豆、泥鳅、鲩鱼、绿茶。

（二）上腔静脉阻塞综合征的护理

（1）急性期应给予患者取半卧位，给予持续低流量吸氧，根据血氧饱和度调节氧流量，避免长时间高浓度吸氧引起氧中毒。密切观察生命体征，注意呼吸的变化。

（2）指导患者进行有效咳嗽，鼓励多饮水。痰液黏稠不易咳出时行雾化吸入，必要时吸痰，观察痰液的颜色、性状及量。保持呼吸道通畅，指导患者进行有效咳嗽，严防窒息发生。

（3）观察水肿的情况，注意头颈部肿胀程度及双上肢皮肤淤血情况，发生水肿及胸部浅静脉曲张情况时，遵医嘱合理使用脱水剂，保持水电解质平衡，防止低钾血症。准确记录 24 小时出入液量。进低盐易消化饮食以减轻水肿。

（4）静脉输液应当选择下肢静脉穿刺，因上肢输液有加重上肢、颜面部及颅内水肿的风险。严格控制输液速度，观察有无心悸、气促等不适。

（5）疼痛时指导患者放松心情，按时服用止痛药物，观察神志、呼吸的变化，保持大便通畅。

（6）加强心理的护理，消除悲观恐惧情绪。

（三）恶性胸腔积液的护理

有 45% 的肺癌可直接侵犯胸膜或经淋巴及血行转移至胸膜而发生恶性胸腔积液，轻者引起患侧呼吸音减弱，重者可引起呼吸困难、咳嗽、胸痛、消瘦、平卧困难等症状。

（1）严密观察病情变化，呼吸急促及呼吸困难时应减少活动、取半卧位，必要时给予低流量吸氧。

（2）胸痛严重时酌情给予止痛剂。

（3）行胸腔穿刺引流的患者注意观察穿刺部位有无红肿、渗液、渗血情况，引流液的量、颜色及性状，做好详细记录，并注意避免短时间内因排液过多而导致的复张性肺水肿。

（4）行胸腔药物灌注的患者注意观察有无咳嗽、咯血、气胸、皮下气肿等异常情况，一旦发现及时通知医生进行对症处理。配合医生抽胸腔积液及胸腔灌注化疗，胸腔化疗后嘱患者注意变换体位，以促进化疗药物均匀吸收。

（四）肺癌脑转移继发癫痫患者的护理

（1）为患者床创造一个良好的休养环境，室内保持安静，减少噪音等不良刺激因素。室内整洁、空气流通、温湿度适宜。

（2）抽搐发作时的处理措施

1）将患者抬至柔软床垫上，拉起护栏，专人守护。并松开衣领，放松裤带。

2）用开口器撬开口腔，垫上牙垫，紧急情况下可使用压舌板、金属汤勺、筷子、手帕或将衣角卷成小布卷置于患者口中一侧上下臼齿之间，以防止咬伤舌头或颊部。

3）给氧。患者头偏向一侧，保持呼吸道通畅，有义齿者取出义齿。及时吸净口鼻腔分泌物，深昏迷者用舌钳将舌拉出，或使用口咽通气道，防止舌根后坠引起呼吸道堵塞。使用口咽通气道时注意通气道不可过短，而将舌推向咽后壁加重气道梗阻。必要时行气管切开术。

4）快速滴入脱水剂，预防脑疝。

5）根据医嘱给予抗癫痫及镇静药物并观察药物疗效。

6）密切观察意识状态、瞳孔变化、肢体抽动等情况，发现异常及时报告医生。

（3）指导患者进食清淡饮食，少进辛辣食物，避免饥饿或过饱，禁止吸烟。癫痫频繁发作不能进食者给予鼻饲，避免从口腔喂食和水，以免发生呛咳、窒息和坠积性肺炎。

（4）加强基础护理，及时更换污染被服，意识障碍者每 2 小时翻身一次，预防压疮的发生。

（5）指导患者遵医嘱规律服药，以防再次发作。长期服药者应定期检查肝功能，避免药物引起的毒副反应。

（6）指导患者保持愉快的心情，避免精神紧张和不良刺激诱发抽搐。

（五）肺癌骨转移的护理

（1）指导患者卧于硬板床，减少活动，避免跌倒、坠床及外伤，以减少病理性骨折的风险。

（2）保持床铺清洁干燥，定时更换卧位，预防压疮的发生。

（3）脊柱转移者尽量避免站立，根据转移的椎体分别给予颈托、胸托或腰托，行轴线翻身（翻身时保持头、颈、躯干在同一直线上），以防脊髓再损伤。

（六）肺癌大咯血的护理

（1）严密观察患者有无咯血前兆胸闷、胸痛、剧烈咳嗽、憋气、口唇及甲床发绀、面色苍白、烦躁不安等。

（2）发生大咯血时，头偏向一侧，保持呼吸道通畅，及时清除口鼻腔的血块，以防窒息。

（3）指导患者绝对卧床休息，避免搬动。

（4）建立两条静脉通道，遵医嘱给予止血剂及镇静剂。静滴垂体后叶素时应注意监测血压的变化，若患者出现面色苍白、心悸、大汗、呼吸困难、腹痛等症状时应立即停止用药。

（5）做好患者的心理护理，指导其保持情绪稳定，调整好心态，避免激动。

（七）CT 引导经皮肺穿刺活检患者护理

1.穿刺前注意事项

（1）告知患者穿刺目的、注意事项，使者配合。

（2）术前常规检查出凝血时间。患有出血性疾病或近期严重咯血者禁忌穿刺。

（3）剧烈咳嗽不能控制及不能合作者禁忌穿刺。

2.穿刺后护理要点

据文献报道，CT 引导经皮肺穿刺活检术后发生气胸的概率为 $7.2\% \sim 13\%$，发生肺出血的概率为 $6.6\% \sim 21\%$，因此，气胸和肺出血的病情观察和护理尤为重要。

（1）穿刺后平卧休息 6 小时。严密观察神志、面色及生命体征的变化。

（2）观察穿刺点有无出血及感染，保持伤口处于封闭状态，以免空气进入胸腔，引起气胸。少量气胸一般不治疗，卧床休息 $2 \sim 3$ 日气胸可自行吸收，当肺体积压缩大于 30% 或出现呼吸困难时需要进行闭式胸腔引流。

（3）注意保暖，避免合并感染而加重肺部损伤。

（4）注意有无咳嗽、咳痰，呼吸困难时给予氧气吸入。

（5）出现痰中带血或咯血时不要紧张，及时通知医护人员。咯血患者注意观察咯血量及颜色，遵医嘱执行止血治疗。大咯血时及时清理呼吸道。

（6）穿刺点在肺门附近或反复多次穿刺易发生出血，应预防窒息。

（八）放疗期间的护理

1.常规护理

（1）做好放疗的健康教育，介绍放疗的目的、注意事项及不良反应，取得患者的配合。

（2）放疗前 1 小时不可进食，放疗前后静卧 30min，注意保持足够的睡眠和休息。

（3）着宽松、柔软的纯棉衣服，保持记号线的清晰，勿使用刺激性强的碱性洗涤剂，勿用手指抓挠皮肤，局部不涂擦刺激性药膏。

（4）注意保暖，预防感冒。限制探视人员，减少外出，尽量不去公共场所，以避免交叉感染。

(5)戒除烟酒,加强营养。饮食采取少食多餐,进食易消化、清淡饮食,忌辛辣、燥性大的食物,多吃新鲜蔬菜及水果,每日饮水 2000ml 以上。建议饮用菊花茶、金银花茶。

(6)出现高热、呼吸困难、咯血、手足麻痹、胸膜炎、心功能不全、严重血液循环障碍等症状时应暂停放疗,遵医嘱给予对症处理。

2.放射性肺炎的护理

放射性肺炎是肺炎放射性治疗常见的、也是较为危险的并发症,急性放射性肺炎多见于放疗 2 周时,应注意观察患者有无发热、气促、咳嗽、呼吸困难、胸痛等症状。遵医嘱给予抗生素、类固醇药物及镇静、止咳治疗。必要时给予低流量吸氧。安慰患者,指导其卧床休息、保持镇静、保暖、预防上呼吸道感染。严重者需暂停放疗。放射性肺炎一旦发生其治疗存在较大难度,所以预防其发生极为重要。全面的放疗前评估及周密的放疗计划是关键。作为护理人员,应做好对患者的健康教育及病情观察,指导患者加强营养、适当锻炼以增强体质,平时注意保暖、避免受凉、感冒及交叉感染。发现发热咳嗽、胸闷、呼吸困难等不适症状应立即报告医护人员。

3.放射性食管炎的护理

因放射线所引起的食管损伤,称之为放射性食管炎。常出现在放疗后 1~3 周,一般症状较轻,严重者可出现胸部剧痛、发热、呛咳、呕吐、呕血。患者主诉感吞咽时疼痛,护士需向患者解释这只是暂时的症状,停止放疗后可逐渐消失。指导患者进清淡、易消化、无刺激的流质或半流质饮食,忌食粗、硬、烫、辛辣刺激性食物,进食速度宜缓慢,进食后漱口,并饮温凉开水以冲洗食管。症状严重者可用维生素 B12,000μg、2% 利多卡因 15ml、庆大霉素 24 万 U 加入生理盐水 500ml,每次取 10ml 于三餐前及临睡前含漱;疼痛者可酌情给予止痛剂。

4.脑转移患者放疗的护理

(1)给予低盐饮食,忌辛辣产气性食物,戒除烟酒。

(2)避免劳累及情绪激动等。

(3)指导患者保持大便通畅。避免腹压增大,以免引起颅内压增高。

(4)密切观察患者的意识、瞳孔及血压的变化,如出现剧烈头痛或频繁呕吐,有脑疝的可能,应立即通知医生,做好降压等抢救处理。

(5)指导患者注意患者安全,预防跌倒、坠床。

(九)化疗期间的护理

(1)做好化疗的健康教育及心理护理,介绍化疗的必要性、化疗药物的作用、注意事项及不良反应,取得患者的配合。

(2)定期复查血象,白细胞少于 $3.0×10^9$/L,中性粒细胞少于 $1.5×10^9$/L,血小板少于 $6×10^9$/L,红细胞少于 $2×10^{12}$/L,血红蛋白低于 8.0g/dl 的肺癌患者原则上不宜化疗此时应指导患者卧床休息,加强营养,避免受凉、感冒,遵医嘱给予升血治疗。

(3)铂类药物是肺癌的联合化疗的基础药物,具有较强的催吐作用,因此应遵医嘱及时给予止吐治疗。同时做好水化、利尿治疗,监测 24 小时尿量,注意观察有无耳鸣、头晕、听力下降等不良反应。

(4)紫杉醇等抗代谢类药物、多柔比星、长春新碱、丝裂霉素、诺维本也常被应用于肺癌的治疗,此类药物具有较强的血管腐蚀性,局部外渗有导致组织坏死的危险,依照 2014 年卫健委制定的静脉治疗行业标准,此类患者应经中心静脉导管给药,不应经留置针或钢针输液。紫杉醇等抗代谢类药物还可出现过敏反应,使用前应详细询问过敏史,输注中密切观察患者生命体征变化,尤其是在用药的第 1 小时内每 15 分钟测量脉搏、呼吸及血压一次,并在输注的前 30 分钟内速度宜缓慢。一旦发生过敏反应立即停止输注,配合医生积极抢救。

(5)盐酸伊立替康化疗时,在用药 24 小时后易发生迟发性腹泻,当出现稀便、水样便或大便频率较正常增多时,应立即遵医嘱给予洛哌丁胺等止泻剂。密切观察患者腹泻的次数、量、性状及伴随症状,指导患者保护肛周皮肤,便后使用柔软的纸张或湿纸巾擦拭,动作轻柔。腹泻频繁、肛周感疼痛者以温水或 1:5000 高锰酸钾溶液坐浴,并涂擦氧化锌软膏保护肛周皮肤。盐酸伊立替康的副反应还包括急性胆碱能综合征,多出现在静脉注射开始后 24 小时内,表现为急性腹痛、腹泻、出汗、流泪、流涎、结膜炎、鼻炎、低血压、寒战、全身不适、头晕、视力障碍、瞳孔缩小等,应做好患者的心理护理,缓解紧张情绪,调节输液速度,使盐酸伊立替康药液能在 30～90 分钟内输注完毕,遵医嘱使用阿托品,严密观察患者腹痛、腹泻、流汗和流泪等症状。

(6)化疗期间加强营养,少量多餐,多喝汤、多饮水。

(十)靶向药物不良反应的护理

1.皮疹

是吉非替尼和厄洛替尼治疗最常见的不良反应。通常表现为头皮、面部、颈部和躯干上部发生轻到中度丘疱疹,常发生于治疗的第 1、2 周,2～3 周后达到高峰。指导患者保持皮肤的清洁,无搔抓,用温水清洗皮肤,勿使用刺激性的清洁剂,注意防晒,严重者酌情减量或暂停治疗。

2.腹泻

是靶向治疗常见的不良反应,密切观察患者腹泻的次数、量及大便的性状,注意保护肛周皮肤,便后使用柔软的纸张或湿纸巾擦拭,动作轻柔。腹泻频繁、肛周疼痛者以温水或 1:5000 高锰酸钾溶液坐浴,并涂擦氧化锌软膏保护肛周皮肤。饮食宜清淡、少渣、易消化、避免产气食物,适当补充能量、维生素、蛋白质、水分,并注意饮食的清洁卫生。中重度腹泻者给予咯派丁胺治疗。

3.间质性肺炎

是厄洛替尼治疗最严重的不良反应,发生率为 0.8%,发生于厄洛替尼治疗后第 5～9 日。用药期间密切观察患者有无咳嗽、胸闷、气短、呼吸困难、口唇发绀、发热等症状。做好患者的心理护理,以科学的态度、积极平和的心态面对疾病,积极配合疾病的治疗。注意卧床休息、适当活动、加强营养、防止受凉感冒、必要时给予氧疗。

4.其他

不良反应还有疲乏、出血、厌食、转氨酶增高等,应注意观察。

(十一)健康教育

(1)严格戒烟,避免被动吸烟。

(2)保持良好的心态,提倡健康的生活方式。保持室内空气新鲜,定时开窗通风,避免接触煤烟、油烟污染,避免易产生致癌因素的环境及食物。合理地安排休息及活动,适当进行体育运动,以增强机体抵抗力,注意预防呼吸道感染。(3)坚持治疗、定期复查。若出现疲乏、体重减轻、咳嗽加重或咯血时应随时就医。

第二节　食管癌患者的护理

原发于食管的恶性肿瘤绝大多数发生于食管黏膜上皮,被称为食管癌,少数发生于中胚层组织被称为肉瘤。食管癌是常见的消化道恶性肿瘤,发病率在不同国家差距较大。亚洲、非洲东部和南部、法国北部等国家和地区,食管癌发病率显著高于其他地区。从现有流行病学资料看,食管癌在我国总体发病水平呈下降趋势。

一、食管解剖

食管是连接咽与胃之间长管状的肌性气管,是消化道中最狭窄的部分。它上承咽喉部,起始于环状软骨下缘水平(约第6颈椎平面),下行沿脊柱前方经颈部、胸部上后纵隔,至第10胸椎水平穿经膈的食管裂孔进入腹腔,于第11胸椎水平终止于腹腔内的胃食管连接部与胃连接。

1.食管的长度及管径

食管长度男性为21~30cm(平均25cm),女性为20~27cm(平均23cm)。成人自门齿距食管起始部距离为15cm,距左主支气管越过食管处为24~26cm,距食管下端食管胃黏膜移行部的长度平均为40cm。食管的管腔有弹性,一般管径为1.5~2.5cm.平均2cm,自上向下逐渐变粗。非进食状态下,食管管腔前后壁相贴,管腔闭合,仅少量稀薄黏液存在。进食时,管腔可随食团的通过依次做不同程度的扩张,在正常情况下,5cm直径的食团能顺利通过狭细的食管而无阻塞感。食管在消化道是比较固定的器官,尤其是食管上下两端。但在吞咽、仰头、呼吸时,食管入口的后壁可上下移动约一个颈椎的距离。由于食管较为固定,因此也极易受到其周围组织的压迫而移位。

2.食管的弯曲、狭窄与膨大

食管有2个弯曲、3个狭窄和2处膨大。

(1)2个弯曲:食管的走行从任何方向观察并非直线状,具有一定的弯曲度。食管自正中起始,向下行轻度左偏达颈根部和胸腔的上部形成第一弯曲,第4~5胸椎高度最明显,比气管约偏左0.5cm。此后食管逐渐向右,至第5胸椎处复原至正中位置。在相当于7、8胸椎处,食管再次偏左2~3cm,然后向前穿过膈肌食管裂孔,形成第2个弯曲。从矢状面看,大部分食管与脊柱保持密切接触,随脊柱的颈、胸作前后弯曲。直立位时食管胸、腹段形成向前的光滑凹面弧度,可能是仰卧位时食管对胃食物反流清除延迟的因素。

(2)3个狭窄:正常情况下食管有3个解剖学狭窄。第1个狭窄为食管入口,位于环状软骨下缘,及食管起始处或食管上括约肌的部位(第6颈椎水平),是3个狭窄中最窄的部位,直径约1.3cm,距门齿14~16cm。第2个狭窄为食管平左主支气管交叉处,相当于胸骨角或第4~5胸椎之间的水平,是由于主动脉弓从其左壁越过和左主支气管横越食管前壁压迫食管所致,其管径平均1.5~1.7cm,距门齿距离24~26cm。第3个狭窄为食管穿过膈肌食管裂孔处,在第 10～11 胸椎平面,是由于膈肌和膈肌脚的收缩使食管腔缩小所致,其管径平均约 1.6～1.9cm,距门齿距离 37～42cm。

这些狭窄对人体具有重要意义。首先是它们对人体的生理保护作用。静息状态下,食管两端(第 1 和第 3 狭窄处)处于闭合状态。第 1 狭窄主要是阻止吸气时空气从咽进入食管,第 3 狭窄可防止胃内容物反流入食管。吞咽状态下,当食团抵达食管上口并刺激该处黏膜,反射性引起食团前方的食管环形肌舒张,后方的食管肌层收缩,形成原发性蠕动,由此推动食团通过第 1 个狭窄,并继续沿食管向下推进进入食管下段,使食管下括约肌松弛,使食团顺利进入胃内。第 1 和第 3 狭窄属于生理性狭窄。第 2 个狭窄为解剖图 28-2 食管三个狭窄性狭窄,无生理意义。食管狭窄是食管异物容易滞留的部位,是损伤、穿孔、溃疡、瘢痕和憩室的好发部位。

(3)两个膨大:食管在 3 个狭窄之间形成 2 处相对的膨大部分。第 1 处位于第 1 和第 2 狭窄之间,长度约 10cm,最大管径约 1.9cm;第二处位于第 2 和第 3 狭窄之间,长约 15～17cm,最大管径约 2.2cm。

3.食管的解剖特点

国际抗癌联盟将食管分为颈段和胸段。

(1)颈段食管:颈段食管短且位置较深,位于颈椎之前。颈段,从下咽部到胸骨切迹,长度 5～8cm,距门齿 18cm。在非进食情况下,食管入口保持关闭,关闭长度约 2.5～4.5cm。颈段食管紧邻气管之后,借气管食管肌相连,无血管穿行。食管与气管两侧形成的浅沟内分别有左、右喉返神经及气管—食管动脉通过。

(2)胸段食管:胸段食管分为上、中、下三段。上胸段,从胸骨切迹到气管分叉,距门齿 24cm;气管分叉至贲门入口,为中、下胸段,距门齿 32cm 段为中胸段食管,距门齿 40cm 段为下胸段食管。胸段食管上接颈段食管,从胸廓入口进入上纵隔,位于气管和脊柱之间并稍偏左,下至膈肌的食管裂孔,长 15～18cm。食管下行约至第 4 胸椎水平,主动脉弓末端部分跨越食管左侧,食管由此稍偏向下行,进入后纵隔。在后纵隔,食管先位于胸主动脉至右方,从第 7 胸椎水平开始向左斜越过胸主动脉前方,至第 8 胸椎以下,胸主动脉隐与食管与脊柱之间,食管左侧开始被纵隔胸膜覆盖。在降主动脉左前方,食管穿过膈肌裂孔进入腹部。气管分叉以下,食管前壁与心包相邻,相当于左心房部位。左心房扩大时可以压迫食管并将其推向后方。胸下段为食管裂孔至贲门段,是食管最短的一段,成人约 2.5～3cm。食管在第 10 胸椎平面穿经横膈的食管裂孔处入腹腔弯向左侧,终止于胃贲门处。食管腹部的右面与胃小弯相连,左面与胃底相接,两者在此处形成夹角,称为 His 角。正常人在非进食情况下,这个部位处于关闭状态,保证食物由食管到胃的单向流动,防止胃内容物反流到食管。

二、病因

根据食管癌流行病学资料,食管癌发生具有地域聚集性和民族差异性,提示食管癌的发生与环境、生活习惯、遗传等因素相关。

1.不良饮食习惯

(1)食管癌的发生与食管长期受到刺激和慢性损伤有关。长期吃粗硬食物、热汤、滚粥、火锅等;或吃饭快吞、咀嚼不细等,可导致食管黏膜的物理性损伤,如慢性经久不愈的损伤持续存在,可导致食管黏膜上皮细胞间变或不典型增生等病理改变。

（2）长期吸烟和饮酒。吸烟者患食管癌的危险随吸烟量、烟龄长短等成正相关。长期大量饮高浓度酒者,患食管癌的危险性增加。

2.环境因素

（1）食管癌在我国农村发病率高于城市。

（2）在食管癌高发的河南林县,其粮食、酸菜、井水中均可以检测到含量较高的硝酸盐和亚硝酸盐,其含量和食管上皮增生、食管癌的患病率成正相关。

（3）环境中大量存在的真菌及其所分泌的毒素。流行病学资料显示,在食管癌高发地区的粮食中检出粮食被真菌污染情况比低发地区高 2～15 倍。

（4）食管癌高发地区土地贫瘠,膳食中维生素、蛋白质及必需脂肪酸缺乏,可导致食管黏膜上皮增生、间变,进一步引起癌变。膳食成分中维生素 B_2 和铁、钼、锌等缺乏与食管癌发生有关。

3.遗传易感因素

食管癌具有比较显著的家庭聚集现象,高发地区连续三代或三代以上出现食管癌患者的家庭屡见不鲜。

4.慢性炎症

如食管炎、贲门失弛缓症、食管瘢痕、白斑病等均有癌变的危险。

三、病理与分期

（一）食管癌癌前病变

食管癌主要病理类型为鳞癌和腺癌,两者癌前状态和病变有区别。

1.食管鳞癌的癌前病变

鳞癌是我国食管癌常见的病理类型。食管黏膜轻至中度不典型增生是一个活跃的可以逆转的病理学改变,较少有人演变为癌;重度不典型增生是稳定的病理学改变,有较高概率演变为癌,因此重度不典型增生被称为癌前病变。

2.食管腺癌的癌前病变

Barrett 食管是指由各种原因（包括慢性反流性食管炎）引起的食管下段黏膜的复层鳞状上皮被单层柱状上皮所替换的一种病理现象。有流行病学调查显示,Barrett 食管与食管腺癌发生密切相关,是其癌前病变。

（二）病理学

食管恶性肿瘤组织学类型以上皮来源的最多见,常见病理类型为鳞癌和腺癌。我国食管癌中鳞癌占 90%～95%。少数为腺癌、肉瘤及小细胞癌等。中晚期食管癌大体形态学表现为以下几型。髓质型:以浸润性生长为主,可以沿食管周径和腔内浸润,表面常有溃疡;溃疡型:有深溃疡形成,溃疡表面有炎性渗出,溃疡可穿透浆膜浸润邻近器官或穿孔;缩窄型:肿块浸润食管全周,呈环形生长,造成管腔狭窄,常较早出现梗阻;腔内型:多伴有较宽的基底或蒂与食管相连,表面有糜烂或不规则小溃疡。

（三）食管癌分期

食管癌分期对指导患者治疗及判断预后有重要价值,患者预后与初诊时临床分期相关。按照美国癌症联合委员会（AJCC）2002 版食管癌 TMN 分期（表 4-3）如下:

表 4-3 食管癌 TMN 分期

分期	标准
原发肿瘤（T）	
TX	原发肿瘤无法评估
T0	无原发肿瘤证据
Tis	原位癌
T1	肿瘤侵犯黏膜固有层和黏膜下层
T2	肿瘤侵犯食管肌层
T3	肿瘤侵犯食管周围组织，但未侵及邻近结构
T4	肿瘤侵犯邻近结构
区域淋巴结（N）	
NX	区域淋巴结转移无法评估
N0	未发现区域淋巴结转移
N1	存在区域淋巴结转移
远处转移（M）	
MX	远处转移无法评估
M0	未发现远处转移
M1	存在远处转移
M1a	胸上段肿瘤颈部淋巴结转移、胸下段肿瘤腹部淋巴结转移
M1b	胸上、中、下段肿瘤非区域淋巴结转移或远处转移
分期分组	
0 期	Tis、N0、M0
Ⅰ 期	T1、N0、M0
Ⅱa 期	T2～T3、N0、M0
Ⅱb 期	T1～T、N1、M0
Ⅲ 期	T3、N1、M0 或 T4、任何 N、M0
Ⅳa 期	任何 T、任何 N、M1a
Ⅳb 期	任何 T、任何 N、M1b

四、临床表现

（一）早期症状

早期食管癌症状并不明显，很多患者因此而忽略，这也是早期食管癌发现困难的主要原因。早期症状主要有：进食后食管内轻度哽噎感、食管腔内疼痛、异物感、闷胀不适感、烧灼感等。

（二）进展期食管癌因肿瘤生长浸润造成食管管腔狭窄而出现食管癌的典型症状

（1）进行性吞咽困难。开始进食硬质食物时难以下咽,需饮汤水送下;接下来则不能吞咽硬食,逐步改为软质、半流质或流质饮食。梗阻严重时,流质乃至唾液均不能下咽,患者出现明显消瘦。部分患者因炎症水肿减轻和坏死组织脱落,食管梗阻症状可略有改善。食管胃部连接腺癌在肿瘤生长到较大体积时才出现吞咽困难。

（2）溃疡性肿瘤及肿瘤外浸时可出现胸骨后肩胛持续性钝痛。当有持续性胸背疼痛时应警惕肿瘤外侵压迫肋间神经。食管胃连接处腺癌患者,可因胃酸刺激溃疡出现上腹部和剑突下疼痛。

（3）呕吐、呕血、黑便。呕吐往往发生在梗阻严重的患者,进食后发生;癌组织溃疡可引起呕血和黑便。

（三）晚期食管癌

症状多为肿瘤压迫、浸润周围组织和器官而产生。

（1）压迫气管引起咳嗽,呼吸困难;穿破气管发生气管食管瘘时,可出现进食呛咳、发热、肺炎或肺脓肿。

（2）侵犯喉返神经引起声音嘶哑;侵犯膈神经引起膈神经麻痹,发生呼吸困难或膈肌反常运动;侵犯纵隔引起纵隔炎和致命性大出血。

（3）肿瘤转移可引起锁骨上淋巴结肿大、黄疸、腹腔积液及骨骼疼痛等。

（4）恶病质,极度消瘦和衰竭。

五、诊断

（一）影像学诊断

1.X线钡餐造影

食管、胃钡餐造影X线透视或摄片是诊断食管癌和食管一胃交界处肿瘤最常用的方法,病变部位黏膜的改变是观察重点,可以确定肿块的部位、长度、有无外侵、外侵的范围和程度以及梗阻的情况。对于吞咽困难的患者,食管钡餐造影是一项非常必要的检查,可以对食管黏膜、食管扩张度和活动度,以及病理改变进行评价。食管癌病理类型不同,钡餐造影表现不同。浸润型食管癌表现为管腔狭窄;腔内型表现为突入管腔的较大龛影;溃疡型肿块表现为凹凸不平的溃疡影;黏膜下扩散导致的食管曲张型食管癌,表现为食管黏膜变硬、迂曲。

2.CT

CT可以用来评价肿瘤生长情况,显示肿瘤外侵范围及其与邻近结构的关系,对于纵隔或腹腔淋巴结转移有优越性。

3.其他

PET评价食管癌原发肿瘤及远处转移的准确率高于CT,但是和CT一样不能判断食管壁的层次。MRI在诊断食管癌方面的价值不如CT,可以在冠状面和矢状面显示肿瘤的长度。骨扫描可以协助判断有无骨转移。

（二）食管脱落细胞学检查和食管内镜检查

1.脱落细胞学

食管脱落细胞学检查难以对食管癌细胞进行准确分级,难以得出确切的病理类型。出血倾向、食管静脉曲张、深溃疡、放疗后、恶病质和严重高血压谨慎行食管脱落细胞学检查。

2.内镜检查

食管内镜检查对于食管癌的诊断非常重要,可以了解肿瘤部位、大小,长度以及阻塞情况。内镜下对所有肿瘤常规活检和细胞学检查,明确诊断,判定食管癌组织学类型和癌细胞分化程度。即使内镜不能通过狭窄段也应在狭窄段上方活检。内镜检查结合影响学检查是诊断食管癌较为理想的方法。

3.食管内镜超声

食管内镜超声对于食管黏膜下、壁内、腔外病变及纵隔淋巴结有绝对的优势,为食管癌提供较为准确的 T 及 N 分期。

4.其他

胸腔镜和腹腔镜是评估食管癌分期的有效方法,与无创性检查相比,可以更准确地判断食管癌局部侵犯、淋巴结及远处转移。支气管镜对评价颈部及胸上段食管癌对气管和支气管的侵犯非常重要,CT 表现为隆凸下方巨大肿块或隆凸下淋巴结肿大者均应行支气管镜检查。

六、治疗

目前食管癌确诊时有 80% 为局部晚期和晚期患者,对于局部晚期和晚期患者,治疗效果不理想。从全球范围来看,食管癌总体 5 年生存率在 150/0 左右。

(一)早期食管癌及癌前病变治疗原则

1.轻度和中度不典型增生

中度不典型病变可采用氩离子束凝固技术治疗,内镜下黏膜切除术(endoscopic mucosal resection,EMR)等。轻度不典型增生可随诊。

2.重度不典型增生

可采用 EMR 处理,原位癌及黏膜内癌必须采用 EMR 或内镜下黏膜剥离术。

(二)食管癌分期治疗模式

1.Ⅰ期(T1N0M0)

首选手术治疗。如心肺功能差或不愿手术者,可行根治性放疗。完全切除的Ⅰ期食管癌,术后不行辅助放疗或化疗。内镜下黏膜切除仅限于黏膜癌,黏膜下癌行标准食管癌切除术。

2.Ⅱ期(T2～T3N0M0、T1～2N1M0)

首选手术治疗。如心肺功能差或不愿手术者,可行根治性放疗。完全切除的 T2～T3N0M0 食管鳞癌,术后不行辅助化疗或放疗;完全切除的 T1～2N1M0 食管鳞癌,术后辅助放疗可提高 5 年生存率,不推荐术后化疗;完全性切除的 T2N0M0 食管腺癌,术后不行辅助放疗或化疗;完全性切除的 T3N0M0 和 T1～2N1M0 的食管腺癌,可以选择氟尿嘧啶方案的术后放化疗。

3.Ⅲ期(T3N1M0、T4N0～1M0)

T3N1M0 和部分 T4N0～1M0(侵及心包、隔膜和胸膜)的患者,目前仍首选手术治疗,有条件医院可开展新辅助放化疗研究。与单纯手术相比,术前化疗价值未定,术前放疗并不能改变生存率。但是术前检查发现肿瘤外侵明显,手术不易彻底切除的食管癌,通过术前放疗可以增加切除率。Ⅲ期以上患者,术后辅助放疗可能提高 5 年生存率。完全切除的食管鳞癌,不推荐术后化疗;完全切除的食管腺癌,可以选择含氟尿嘧啶方案的术后辅助放化疗。不能手术的Ⅲ期患者,目前的标准治疗是同步放化疗。

4.Ⅳ期(任何 T 任何 NM1a、任何 T 任何 NM1b)

以姑息治疗为主要手段。治疗方法的选择要依据患者一般情况、治疗前患者有无明显体重下降以及是否存在中到重度贫血等不良预后因子。若存在不良预后因子,治疗以最佳支持治疗为主,必要时姑息性放疗和腔内放疗,食管支架或胃造瘘等措施减轻进食梗阻和转移灶压迫症状。若没有不良预后因子,以全身治疗为主(化疗和靶向药物等),同时给予姑息性外照射和腔内放疗等局部治疗措施。

(三)化疗及靶向药物治疗

食管癌属于对化疗不够敏感的肿瘤。食管鳞癌化疗方案有:顺铂＋氟尿嘧啶、顺铂＋伊立替康、顺铂＋紫杉醇、奥沙利铂＋氟尿嘧啶。食管腺癌常用化疗方案是表柔比星＋顺铂＋氟尿嘧啶。泰欣生(尼妥珠单抗)人源化单克隆抗体药物,被认为是治疗食管癌有效的靶向药物。

(四)放疗

食管癌放疗有外照射和内照射之分。

1.外照射

又分为与手术结合的术前放疗、术后放疗、与化疗综合的放化疗和单纯放疗等。

(1)根治性外照射适应证:一般情况好,KPS 评分 70 分以上;没有远处淋巴结转移(M1a)和远处脏器转移(M1b)的局部区域性食管癌;没有纵隔炎、出血、穿孔及其他无法控制的内科疾病。根治性外照射禁忌证:食管穿孔、活动性食管大出血;KPS 评分 40 分及以下。关键器官耐受剂量:脊髓最大剂量≤45Gy;肺的平均剂量≤15Gy;心脏平均剂量≤30Gy。

(2)术前放疗的目的是使肿瘤退缩和降期,使不能直接手术切除或难以切除的病灶转化为可切除病灶;受到射线损伤的癌细胞即使在术中脱落或挤压进入血循环也难以存活,可减少手术中医源性播散的风险。

(3)术后放疗:食管癌术后局部复发率高达 400～60％,术后复发者再行放疗效果较差。根据手术后肿瘤残留状态,食管癌术后放疗分两种:术后预防性治疗,手术切除后并无可见肿瘤病灶或镜下肿瘤残留,目的是提高局部和区域控制率;术后根治性放疗,术后病理或影像学资料显示存在镜下或肉眼肿瘤残留病灶,通过放疗控制术后残留的肿瘤病灶。

(4)术中放疗优点为:有利于射线直接投照到需要照射的范围;有效保护了照射区域外的正常组织和器官;射线易调整和控制;缩短放疗总疗程。适应证:能够完全切除的食管癌,切除肿瘤前对肿瘤和肿瘤周围的瘤床进行照射;姑息性切除的肿瘤,切除肿瘤后对不能切除的食管病灶和瘤床进行照射;完全不能切除的肿瘤不做分离,直接对瘤块进行照射;对有淋巴结转移的部位进行照射。

2.腔内放疗

食管癌腔内放疗是利用食管的天然腔道将放射源引入到食管腔内,对病变处进行近距离放疗的一种方法。近距离放疗可降低邻近组织的照射量,但靶区剂量分布极不均匀,有效放射范围有限。食管癌腔内放疗适应证:食管腔内病灶小,而且无区域淋巴结或全身转移者。禁忌证:食管瘘、颈段食管肿瘤(因治疗可能引起气管食管瘘);无法通过的食管梗阻。腔内放疗绝大多数作为外照射的一种补充手段,很少用单一的腔内放疗,除非是姑息治疗。

食管癌的预后主要与肿瘤的临床病理分期、及时合理的治疗、肿瘤切除的彻底性以及患者自身的免疫力等相关。全球总体 5 年生存率在 15% 左右。早期食管癌手术及放疗的 5 年生存率均在 60% 以上。未经治疗的进展期食管癌平均生存时间为 9 个月左右;未经治疗的晚期食管癌平均生存期为 3 个月。

七、护理

(一)饮食护理

1.帮助患者养成良好饮食习惯

(1)告知患者不良饮食习惯(长期吃粗硬、滚烫食物等)可导致食管黏膜上皮细胞慢性物理性损伤而发生不典型增生,最后演变为食管鳞癌。

(2)指导患者进食温凉、柔软食物,避免辛辣刺激坚硬食物,保护食管黏膜,避免食管黏膜进一步损伤,还可减少溃疡型食管癌患者发生食管瘘及出血的概率。

(3)避免进食致癌食物,腌制食物中含有致癌的亚硝酸盐,发霉的米、面、花生等食物中含有致癌的黄曲霉素,熏烤食物中含有致癌烟焦油,腐烂的蔬菜和水果中也含有致癌物质。戒烟戒酒。

2.进食梗阻的饮食护理

(1)避免硬食、粗糙食物、大块不易嚼烂的食物,以免出现食物梗阻的情况。

(2)出现哽噎感时,不要强行吞咽,否则会刺激局部癌组织出血、扩散、转移和疼痛。

(3)哽噎严重时应进流食或半流食。食物以微温为宜,避免进食冷流食及辛辣刺激食物。因为食管狭窄的部位对冷食刺激十分明显,容易引起食管痉挛,发生恶心呕吐,疼痛和胀麻等感觉。

3.食管支架置入术后饮食护理

食管支架置入术能迅速缓解晚期食管癌患者的吞咽困难及食管气管瘘症状,改善患者全身情况,有效控制肺部、纵隔或胸膜腔感染。

(1)食管支架置入后当天可进食,从流质→半流质→软食,循序渐进,少食多餐,细嚼慢咽。

(2)忌食黏性食物,如糯米、土豆类食物。服药时研细,胶囊去壳。

(3)用餐后及时饮水,冲洗残留在支架上的食物。一旦发生食物嵌塞,可在胃镜下冲洗或取出食物团块,保持食管支架通畅。

(4)避免卧位饮食,进食后可慢慢行走或取坐位 30 分钟,避免食物与胃液反流,腰带不能太紧,避免饮食后低头弯腰等动作。

4.食管癌放疗患者的饮食护理

食管癌患病部位食管弹性差,扩张受限,放疗早期易致局部黏膜水肿,患者进食困难可表现为加重。

(1)病变处食管壁部分已被破坏,指导患者进食温凉流质或软食,避免粗糙刺激食物,以免增加病灶穿孔和出血的风险。

(2)食管癌放疗 10 次左右患者会出现黏膜充血水肿,局部疼痛,吞咽困难等放射性食管炎反应,可给流质饮食,少食多餐。

(3)指导患者进食后饮适量温开水或淡盐水冲洗食管,以避免食物残渣滞留在病变部位。

5.胃代食管

术后的患者,由于胃解剖、生理的改变,患者易出现食物反流,甚至吸入性肺炎。需指导患者进食时保持座位或半卧位,防止食物反流甚至误吸入气管。

6.吞咽困难

及进食完全梗阻患者可以经鼻肠管进食。

(1)鼻肠管经外科或介入科置入,经过腹部 X 线检查,确定鼻肠管前段超过十二指肠空肠曲,即开始鼻饲营养液。

(2)肠内营养液是富含营养成分的膳食纤维,可促进肠蠕动,增加有益菌,保护肠黏膜。需加热,缓慢匀速滴入。可由 500ml/d 开始,逐渐增加至 1500ml/d。注入食物或营养素前后要以温水冲注鼻肠管。

(3)如出现腹泻腹胀及反流时暂停肠内营养,待症状好转后再次进行肠内营养。

(二)病情观察

(1)观察有无食管气管瘘的发生。

1)发生的原因:由于食管无浆膜层,取而代之的是由疏松结缔组织构成的外膜,一旦癌灶穿透肌层到达外膜时,肿瘤很容易侵犯到食管邻近组织和器官上,最常见的外侵部位为气管和支气管。

2)预防措施:指导患者不要进食粗糙的食物,如进食过程中发生呛咳需及时告知医护人员。通过碘水造影可以发现瘘的部位,如一旦确定有食管气管瘘发生,需及时请介入科或外科处理。

3)病情观察要点:观察体温变化,如出现不明原因的高热,弛张热或持续高热,中性粒细胞比值升高,应首先想到可能是瘘的发生。需观察患者有无出现呛咳、咯脓臭痰的症状。食物漏入气管可导致窒息和肺部感染,观察患者有无呼吸困难、咳痰无力,甚至端坐呼吸等症状。

(2)观察食管贲门癌手术后患者有无晚期胃食管吻合口瘘的发生。

1)食管胃晚期瘘发生的原因:早期及中期胃食管吻合口瘘分别发生于术后 3 天内和术后 4~14 天。晚期瘘发生于术后 2 周以上,与胃排空功能不良导致胃过度膨胀以及吻合口部位感染等因素有关。食管术后患者由于贲门部已无关闭功能,腹内正压可直达胸胃,并通过吻合口直至咽下。患者如合并肺部感染,剧烈而频繁的咳嗽和胸腔胃张力过大都是晚期食管胃吻合口瘘的常见因素。

2)预防措施:对于食管胃癌切除术后辅助化疗的患者,护士应观察患者进食及胃排空的情况,指导患者有效戒烟及有效咳痰的方法,指导患者每餐进食量不宜过大,以预防晚期食管胃吻合口瘘的发生。

3)病情观察要点:观察体温变化,如出现不明原因的高热,弛张热或持续高热,中性粒细胞比值升高,应首先想到可能是瘘的发生。

(3)中段食管癌可浸润支气管、肺门、无名静脉、奇静脉、胸导管和胸主动脉,下段食管癌可侵犯肺下静脉、心包或累及贲门。晚期患者可穿透主动脉引起穿孔,出现致死性出血。需观察患者有无咯血、呕血等表现。

(4)食管胃连接部腺癌肿块溃烂出血时,可出现大便隐血阳性,出血量多时可有柏油样便或呕血。需观察患者有无呕血、黑便,并关注患者血红蛋白及红细胞值,当出现血红蛋白下降未发现明显出血病灶时,需警惕肿瘤出血的可能。患者化疗后骨髓受抑期,血小板下降时也需要观察有无呕血及咯血发生。

(三)放疗的护理

(1)放疗前向患者介绍治疗中的注意事项极有可能出现的不良反应,让患者做好心理准备,积极配合、完成治疗方案。

(2)若患者出现胸背疼痛、咳嗽发热症状时应警惕食管气管或纵隔瘘的发生。若患者突发胸痛、背痛,并伴有咯血或咯血,心率增快、血压下降时,则为食管癌侵犯胸主动脉导致穿孔大出血,此时应立即通知医生,配合抢救。

(3)放射性食管炎发生时间多在照射 20Gy、40Gy 左右,主要原因为食管黏膜的充血、水肿、渗出、糜烂,患者因为进食痛、胸骨痛及烧灼感等症状的出现而不愿进食,应做好解释,以消除患者误认为病情加重的顾虑,鼓励进食,遵医嘱给予 2% 利多卡因、维生素 B_{12}、庆大霉素漱口水,每次取 10ml 于三餐前及临睡前含漱,以缓解疼痛。放疗期间保持口腔的清洁卫生,防止口腔黏膜继发感染。

(4)放射性心脏损伤,食管癌放射治疗时,全部或部分心脏受到不同剂量照射,可引起心包疾患、心肌纤维化、冠状动脉病变及传导系统损害,统称为放射性诱发的心脏损害。放射性心脏损伤既与接受的照射剂量有关,也与一定的受照体积有关。发生机制包括:放射线引起心脏毛细血管内皮损害、管腔闭塞、导致微循环障碍、心肌缺血、进而引起心脏损害。急性放射性心脏损伤常表现为心包炎,迟发性损伤表现为心包渗出、冠状动脉疾病、心瓣膜功能不全、传导系统异常和充血性心力衰竭,多出现在放射治疗后数月至数年。应指导患者定期复查心电图,以及观察有无胸闷和晕厥的症状。

(5)定期复查,了解肿瘤退缩情况以及是否出现新的或深的溃疡;如有穿孔征象,遵医嘱给予消炎、支持治疗;如果出现进食呛咳,可能为气管食管瘘,应立即通知医生。

第三节　胸腺肿瘤患者的护理

胸腺位于上纵隔前方,有两个不对称的左、右侧叶,中间以峡部相连,呈"H"形状。胸腺是人体重要的免疫器官,是淋巴系统的一部分,由胸腺细胞、淋巴细胞、上皮基质成分组成,其功能是将部分淋巴细胞分化成 T 淋巴细胞。胸腺组织内可发生淋巴瘤、类癌和生殖细胞肿瘤,真正起源于胸腺成分的肿瘤为胸腺瘤、胸腺癌和胸腺脂肪瘤。胸腺肿瘤中绝大部分为胸腺瘤。

胸腺瘤

胸腺瘤来源于胸腺上皮细胞,在成人纵隔肿瘤中约占的比例为 20%～30%,90% 的胸腺瘤发生在前纵隔,好发年龄为 40～50 岁,男女发病概率相当。

(一)病理

1999 年,世界卫生组织对胸腺瘤做出了新的组织学分型(表 4-4)。

表 4-4　WHO 胸腺上皮肿瘤分型

分型	细胞	临床病理分型	组织学分型
A	纺锤形或椭圆形细胞	良性胸腺瘤	髓质型
B	上皮样或树突状细胞	Ⅰ型恶性胸腺瘤	皮质型；器官样
B1			淋巴细胞丰富型；皮质为主型
B2			皮质型
B3			分化好的胸腺癌
AB		良性胸腺瘤	混合型
C		Ⅱ型恶性胸腺瘤	非器官样胸腺癌；表皮角化型和非角化性癌；淋巴表皮样癌；肉瘤样癌；透明细胞癌；基底细胞癌；黏液表皮样癌；未分化癌

(二)分期

1981 年 Masaoka 等以 Bergh 等的前期工作为基础,改良为标准的临床分期系统,将胸腺瘤分为四期,在 1995 年进一步给予了改良。Ⅰ期:肉眼见肿瘤包膜完整,无镜下包膜外侵犯;Ⅱ期:肉眼见肿瘤侵犯周围脂肪组织或纵隔胸膜或镜下侵犯包膜;Ⅲ期:肉眼见肿瘤侵犯邻近脏器(胸膜、大血管或肺);ⅣA 期:胸膜或心包播散;ⅣB 期:淋巴或血源转移。Ⅰ期胸腺瘤也称非浸润性胸腺瘤,其预后较好。Ⅱ~Ⅳ期胸腺瘤分为两大类型,即Ⅰ型为侵袭性胸腺瘤,以前也被称为恶性胸腺瘤,其临床表现、大体形态、组织细胞学结构与Ⅰ期胸腺瘤相似,但其具有局部浸润及远处转移的特性。另一种类型为Ⅱ型胸腺瘤即胸腺癌,具有恶性肿瘤的细胞学特征并具有局部浸润及远处转移的特性。

(三)临床表现

50%~60%的胸腺瘤无症状,在常规胸片检查时偶然被发现。

1.全身症状

主要表现为体重减轻、疲劳、发热、盗汗、贫血等非特异性症状。

2.肿瘤

侵犯或压迫邻近纵隔结构所引起的局部症状。

(1)侵犯胸壁可引起肩胛、胸骨后及胸背疼痛。

(2)压迫气管时表现为咳嗽、气促、胸闷。

(3)上腔静脉综合征(SVCS)上腔静脉位于胸腔内上纵隔的右前方,周围为右主支气管、动脉、胸腺及淋巴结所包绕,因其管壁薄、压力低,易受到压迫,而造成阻塞引发上腔静脉综合征。

(4)当喉返神经受累时患者会出现声嘶。

恶性胸腺瘤仅约 3%最终发生胸外远处转移,转移部位以骨骼系统最为常见,引起相关的转移症状。

3.常见并发症

胸腺疾病伴随症状是一组复杂的全身病症,可能与胸腺瘤并发的疾病多达 30 多种疾病,包括有重症肌无力、单纯红细胞再生障碍性贫血、低γ球蛋白血症、系统性红斑狼疮(SLE)及伴发其他肿瘤。这些疾病可能在胸腺瘤同时、切除以后或之前很多年发生,其中以前3种最为常见。

(1)重症肌无力:是胸腺瘤最常见的并发症,约50%左右的胸腺瘤患者有并发重症肌无力的风险。主要表现为复视、上眼睑下垂、吞咽困难、乏力。胸腺对重症肌无力的影响目前尚不完全清楚,但T细胞对乙酰胆碱受体蛋白自身敏感性的增高或胸腺激素的作用可能与重症肌无力发病机制相关。70%重症肌无力患者的胸腺有病理改变,但重症肌无力患者胸腺瘤的发病率仅为15%。

(2)单纯红细胞再生障碍性贫血:胸腺瘤和单纯红细胞再生障碍性贫血的确切关系尚不十分清楚,但大约有30%患者在胸腺瘤摘除后,经过一段时间的恢复贫血能够得到完全缓解。其病因与抗红细胞IgG抗体相关。

(3)低γ球蛋白血症:4%～12%胸腺瘤患者合并低γ球蛋白血症,以老年患者居多,通常有反复发作的细菌感染、病毒感染、霉菌感染。胸腺瘤切除后并不能有效地提高免疫球蛋白的水平。

(四)诊断

1.影像学检查

(1)胸部X线及胸部CT:是胸腺肿瘤最常用检查手段。80%的胸腺瘤位于前纵隔,瘤体一部分可覆盖肺门。正位片常显示纵隔增宽,侧位片显示前纵隔阴影。CT在胸腺瘤诊断中起重要作用,能较好地确定胸腺肿瘤范围。胸腺瘤鉴别诊断有以下特点:胸腺肿瘤主要发生在成年人,20岁以下,发育期前和发育期患者极少;发生部位主要在前纵隔。胸腺瘤为良性组织学特征,上皮细胞和组织形态多样性,肿瘤细胞生长不活跃,有潜在的恶性生物学行为,预后较一般恶性肿瘤好;X线表现为大多数肿瘤密度均匀,极少有钙化。

(2)MRI:对判断大血管是否受累有帮助。

(3)正电子发射计算机体层显像(PET):帮助判断肿瘤的性质及治疗后的残留情况。

2.血清学及生化学检查

怀疑为胸腺瘤的患者,检查乙酰胆碱酯酶抗体(carab)以协助了解有无重症肌无力。行AFP及β-绒毛膜促性腺激素(β-hCG)检查以便与恶性生殖细胞肿瘤相鉴别。

3.有创诊断方法

如胸腔镜、纵隔镜、针吸活检等有创检查适用于无法手术的患者。

(五)治疗

1.手术治疗

完整的手术切除仍然为胸腺瘤主要有效的治疗方案。对于原发肿瘤,手术目的是最大限度根治性切除肿瘤,避免复发。

2.放射治疗

胸腺瘤对放疗敏感,放疗被用于各期胸腺瘤及复发性胸腺瘤的治疗。一般采取30～60Gy的放疗总剂量,每次1.8Gy或2.0Gy,分3～6周进行。对肉眼完整切除、镜下残留的患者,40～45Gy的放疗剂量可以满意的控制病灶。

3.化学治疗

化疗越来越多用于侵袭性胸腺瘤的治疗,无论是辅助治疗还是新辅助治疗,单药化疗和联合化疗都有疗效。单药治疗的药物包括多柔比星、顺铂、异环磷酰胺、类固醇皮质激素。联合化疗用于晚期侵袭性、转移性及复发性胸腺瘤的辅助治疗或新辅助治疗。

4.综合治疗

(1)Tomiak 等研究表明 61 例患者接受不同方案的新辅助化疗(80%以顺铂为主),完全缓解率为 31%,总缓解率达 89%。22 例患者接受手术治疗,11 例患者肿瘤得到完全切除;19 例患者接受放疗,仅 5 例患者无病生存期>5 年。

(2)dea 等报道 16 例Ⅲ期和Ⅳa 期患者接受顺铂、多柔比星、长春新碱、环磷酰胺进行初始治疗然后手术,完全缓解率为 43%,总缓解率 100%,中位生存期 66 个月,3 年生存率 70%。69%患者手术时获得完全切除,其他 31%患者接受术后化疗。

(3)MD Anderson 肿瘤中心报道了 12 例不可手术切除局部晚期胸腺瘤的治疗效果,患者接受顺铂、多柔比星、环磷酰胺、泼尼松诱导化疗后接受手术或放疗,其中手术患者完全切除率达 80%,新辅助治疗完全缓解率达 25%,总缓解率 92%,7 年无病生存率为 83%。

第四节　胸　腺　癌

胸腺癌是具有恶性细胞结构特征的胸腺上皮肿瘤。占胸腺肿瘤比例的 9.4%～36.3%,多见于成年男性。临床上容易与恶性胸腺瘤、淋巴瘤及胸腺转移癌相混淆。

一、病理

目前临床上最常采用 Marchevsky 的组织学分型,其将胸腺癌分为以下类型:鳞状细胞癌、淋巴上皮瘤样癌、基底细胞样癌、黏液表皮样癌、肉瘤样癌、小细胞未分化细胞混合癌、透明细胞癌、未分化癌。

二、临床表现

胸腺癌的临床表现基本与胸腺瘤相似,但其发展更快而且容易导致纵隔移位。大多数患者表现为胸痛或胸部不适,部分患者可有消瘦、盗汗、咳嗽、呼吸困难等症状。若肿瘤较大发生压迫可出现上腔静脉阻塞表现。个别患者可同时伴有重症肌无力。大多数胸腺癌患者在首次发现时已有外侵或转移表现。一般多侵犯周围器官或向前纵隔淋巴结、无名静脉、胸膜、肺、心包扩散转移。个别患者也可表现出胸腺瘤的一些从属综合症状,如伴有全身红斑狼疮等。极少胸腺癌患者也可仅在体检时偶尔被发现,而无任何临床症状。

三、诊断

1.影像学检查

(1)胸部 X 线检查:最常见表现是实质性肿块阴影大多位于前上纵隔胸腺区域,其块影大小不一,形态多不规则,密度较浓尚均匀,为典型的实质性肿块表现。肿块若突向一侧胸腔,可与肺门及大血管阴影相重叠。少数病例可见胸骨骨质破坏表现。

（2）胸部 CT：对判断胸腺癌有无外侵及外侵的程度有重要价值。常表现为前上纵隔呈类圆形或不规则形肿块，并可清晰地显示胸腔或心包积液的程度。增强 CT 片可清晰显示肿块与大血管关系，对手术方案的设计有十分重要的参考价值。

2.生化检查

（1）免疫组化检查：是诊断胸腺癌以及将胸腺癌与恶性胸腺瘤、肺癌及其他恶性肿瘤相鉴别的最主要手段。多数学者通过大量的研究发现，细胞角蛋白单克隆抗体几乎和所有的胸腺癌呈阳性反应。并且不同的细胞角蛋白单抗的应用有助于胸腺癌亚型的诊断。

（2）EB 病毒抗体测定：harle（1976）报道淋巴上皮瘤有 EB 病毒（EBV）抗体滴定升高的表现。Leyvraz（1985）报道了 EBV 在胸腺类淋巴上皮癌发生学上的作用，患者血清检查提示存在有 EBV 的感染。以后又陆续有胸腺类淋巴上皮癌存在 EBV 基因，其瘤细胞内检测到 EBV 相关抗原的报道。因此目前在诊断胸腺类淋巴上皮癌时，可进行 EBV 抗体测定。患胸腺类淋巴上皮癌时其抗体滴度往往明显升高。

四、鉴别诊断

1.前纵隔转移腺癌

胸腺癌与鼻咽、肺、肾、唾液腺、生殖器、直肠的前纵隔转移腺癌具有很大的相似性。

2.淋巴上皮瘤样鳞癌

胸腺癌一般是对细胞角蛋白和 EMA 阳性而 CLA 阴性。

3.精细胞瘤胚腺癌

都容易与胸腺癌混淆。多通过组织病理学检查鉴别，但偶有病例须采用电镜和免疫细胞化学技术。

五、治疗

以综合治疗为主要治疗手段。能手术切除的患者尽早手术是最佳选择。淋巴细胞上皮瘤对放疗较为敏感。化疗多采用以顺铂为主的方案。

六、胸腺肿瘤的护理

（一）心理护理

患者对疾病常有恐惧、焦虑心理，思想负担大。尤其对采取有效方法诊断（如针吸、胸腔镜、纵隔切开、胸廓切开术）以及手术、化疗、放疗其心理压力更大。因此护士应多与患者交流，充分了解患者所患疾病，深入了解患者的心理变化，采取各种方法进行有针对性的、耐心细致的思想工作，使其减轻或消除顾虑。向患者解释各种治疗对挽救生命，缓解症状的重要意义，讲解有关诊断、治疗的知识，使其对自己的病情、治疗方法及治疗后效果有初步的了解，从而取得患者的密切配合。与此同时也应与家属交流，以便家属协助医护人员同时做好患者工作，以利治疗顺利进行。

（二）饮食护理

饮食上主要以营养均衡、新鲜为主，宜多食肉类、鱼类、奶类、蛋类、豆类、新鲜蔬菜水果，忌食腌制、辛辣、刺激性食物，戒烟酒。药膳介绍：黄鳝大枣黄芪汤、花生皮大枣瘦肉汤、冬虫夏草大枣人参炖水律蛇等。

（三）症状护理

1.呼吸道症状

当肿瘤压迫或侵入支气管时,常会引起咳嗽、胸闷、气短、呼吸困难等症状。应给予舒适体位,必要时采取半卧位或坐位,以减轻胸闷、喘憋、气急症状。必要时给予氧气吸入(流量为2～4L/min)。指导患者有效咳嗽排痰,密切观察痰液的性质、颜色和量,痰液不易咳出时,可给超声雾化吸入(加入糜蛋白酶及抗生素)或应用祛痰药物。必要时吸痰,保持呼吸道的通畅。

2.疼痛

肿瘤侵犯或压迫胸壁可引起胸背部疼痛,用一般止痛药物可缓解。但若使犯胸壁、胸骨受累,则止痛药无效,必须控制病因才有效。

3.上腔静脉

综合征的护理(详见本章第一节"肺癌患者的护理")。

（四）放疗期间的护理

(1)放疗期间应注意保暖,预防感冒,着宽松、柔软的纯棉衣服,保持记号线的清晰,使用刺激性强的碱性洗涤剂,勿用手指抓挠皮肤,局部不涂擦刺激性药膏。

(2)监测血象变化,当白细胞计数<3×10^9/L时,应暂停放疗,并遵医嘱给予升白细胞治疗,做好保护性隔离,病房限制探视,并每日酌情行房间空气消毒2～3次。

(3)放疗时,应注意心脏区的保护,监测心功能;胸部照射时可出现肺水肿、肺炎、胸骨骨髓炎,表现为咳嗽、吐白色泡沫痰、呼吸急促、胸痛、咯血等,应注意观察,并遵医嘱应用抗生素、肾上腺皮质激素、雾化吸入等。

(4)放射性食管炎是常见并发症(详见本章第一节"肺癌患者的护理")。

(5)放射性肺炎的护理(详见本章第一节"肺癌患者的护理")。

（五）化疗的护理

胸腺肿瘤患者化疗多采用以顺铂为主的方案。顺铂具有较强的催吐作用,因此应遵医嘱及时给予止吐治疗。同时顺铂具有肾毒性,因此要做好水化、利尿治疗,指导患者每日饮水2000ml以上,监测患者24小时尿量及尿色。注意观察有无耳鸣、头晕、听力下降等不良反应。

（六）健康教育

1.保持

愉快心情,稳定情绪及环境整洁。

2.戒烟

吸烟会增加支气管的分泌、会加重原发支气管炎,尤其影响术后的咳痰,吸烟还影响肺功能,降低血氧饱和度,对手术及术后影响极大。对有长期吸烟者应做好耐心细致的说服工作,严格戒烟。

3.加强口腔卫生

指导患者每日早晚及餐后刷牙、漱口,预防术后肺部并发症的发生。

4.注意休息

适当进行体育锻炼。根据身体情况制定活动量,如:散步、慢跑、打太极拳等。

5.定期复查

如出现胸闷、气促等情况,应立即就诊。

第五节　恶性胸膜间皮瘤患者的护理

　　胸膜来源于胚胎的中胚叶,由纤维的带弹性的结缔组织组成,表面为一层间皮细胞。按其所覆盖的部位不同分为脏胸膜和壁胸膜。胸膜恶性肿瘤是发生在胸膜和浆膜表面的具有侵袭性的恶性肿瘤。由于胸膜毛细血管和淋巴管丰富,转移性肿瘤十分常见,约占胸膜恶性肿瘤的95%。原发性胸膜肿瘤少见,分为恶性胸膜间皮瘤和局限型纤维间皮瘤。局限型纤维间皮瘤常为良性。恶性间皮瘤是一种侵袭性极高、致死性极强的肿瘤。本节主要阐述恶性胸膜间皮瘤患者的护理。

一、病因

（一）石棉

　　(1)世界范围内不同国家和地区,胸膜恶性肿瘤的发病率有较大差异,从每年百万分之七(日本)到百万分之四十(澳大利亚)不等,主要与这些国家过去几十年中石棉的消费量有关。石棉接触史及暴露史与恶性胸膜间皮瘤发病之间的潜伏期可长达15～60年。减少及禁止石棉使用的国家胸膜恶性肿瘤的发病和死亡率明显降低。

　　(2)石棉纤维通过呼吸道进入并刺穿肺脏表面,在壁胸膜的间皮细胞层不断产生摩擦,造成局部组织损伤、导致炎症及肌体自我修复的过程。在此过程中发生特异性改变,最终导致癌变。

（二）猿病毒40(SV40)

　　猿病毒40(SV40)是一种DNA病毒,也被认为是胸膜恶性肿瘤病因之一。这种病毒是存在于人类和啮齿动物细胞内的一种强力的瘤源性病毒,可以阻断肿瘤抑制基因。

（三）其他因素

　　其他潜在致病因素或协同因素包括:接触其他自然纤维(如毛沸石、氟浅闪石)或是人造纤维(耐火陶瓷),此外,电离辐射也是需要考虑的因素。遗传因素可增加易感性,从而促成胸膜间皮瘤的形成。

二、病理与分期

（一）病理

　　依据形态学、病理学及生物学行为,将其分为局限型良性胸膜间皮瘤、局限型恶性胸膜间皮瘤和弥漫性恶性胸膜间皮瘤。胸膜间皮瘤在组织学上分为上皮(或间皮)型、肉瘤样型和混合型。WHO将弥漫性胸膜间皮瘤分为上皮型、肉瘤型和混合型,上皮型是最多见的类型,约占80%,肉瘤型占10%,其余为混合型。

（二）分期

　　1995年国际间皮瘤专业组制定的TNM分期系统被临床使用。胸膜侵犯和区域淋巴结转移的范围是影响预后的主要因素(表4-5)。

表 4-5 UICC 恶性胸膜间皮瘤 TNM 分期

分期	标准
原发肿瘤（T）	
TX	原发肿瘤不能确定
T0	未发现原发肿瘤
T1	肿瘤局限于同侧壁层和（或）脏胸膜
T2	肿瘤侵及同侧肺、胸内筋膜、膈肌或心包
T3	肿瘤侵及同侧壁肌肉、肋骨、纵隔器官或组织
T4	肿瘤直接侵及对策胸膜、对侧肺、腹膜、腹腔内器官或内脏组织
区域淋巴结（N）	
NX	区域淋巴结转移不能确定
N0	无区域淋巴结转移
N1	同侧支气管旁和（或）同侧肺门淋巴结转移
N2	同侧纵隔和（或）隆凸下淋巴结转移
N3	对侧纵隔,对侧肺门,同侧或对侧斜角肌淋巴结或锁骨上淋巴结转移
远处转移（M）	
MX	远处转移不确定
M0	无远处转移
M1	有远处转移
分期分组	
Ⅰa 期	T1aN0M0
Ⅰb 期	T1bN0M0
Ⅱ 期	T2N0M0
Ⅲ 期	任何 T3 任何 N1 或 N2、M0
Ⅳ 期	任何 T4、任何 N3、任何 M1

三、临床表现

胸膜恶性肿瘤患者中 80% 为男性,通常表现为与胸腔积液相关的呼吸困难,常伴有胸壁疼痛(超过 60% 的患者)。胸膜恶性肿瘤通常在症状出现 2 或 3 个月后才被确诊。因为胸膜恶性肿瘤的发生和发展较为隐蔽,所以患者就诊时肿瘤往往已经广泛侵犯周围组织,但肿瘤转移并不是患者死亡的主要原因。胸膜恶性肿瘤局部侵袭可引起淋巴结肿大,导致上腔静脉堵塞、心脏压塞、皮下肿块、脊髓压迫等。胸膜恶性肿瘤也可发生粟粒状的播散。10%～20% 的胸膜恶性肿瘤患者可发生对侧肺或胸膜腔的转移。

部分患者(<1%)出现杵状指(趾)。随着胸膜恶性肿瘤的进展,受累胸膜相对固定,并导致局部肺组织活动受限,易导致肺炎。体格检查可发现皮下肿块,一般发生在胸廓切开术和先

前胸腔穿刺的部位。"癌症综合征"包括消瘦、疲劳、恶病质、发烧、盗汗、血小板增多、血清蛋白减少,在胸膜恶性肿瘤病程后期十分明显。

四、诊断

(一)影像学诊断

1.常规胸部 X 线

可以发现胸腔积液,偶尔还发现胸膜肿块。患者最初表现为进行性增大的有包膜的肿块;或表现为范围广泛、分叶的基底位于胸膜的肿块;或者二者兼而有之。

2.增强 CT 扫描

是评价胸膜恶性肿瘤的常用检查手段。CT 扫描常常表现为单纯的胸腔积液或基于胸膜的肿块,伴或不伴叶间胸膜的增厚。

3.磁共振(MRI)

有助于确定胸膜恶性肿瘤的范围,对于可行手术的患者,MRI 能提供更多的分期信息,通常用于 CT 诊断肿瘤局部侵犯不明确,尤其是胸壁和膈肌受累情况。MRI 也有助于确定局部病变如脊髓间皮瘤的放射治疗的范围。

4.PET-CT

是鉴别良恶性胸膜病变的准确和可靠的无创检查。PET-CT 诊断胸膜恶性肿瘤的敏感度和特异度分别为 88.2% 和 92.9%。对胸外病变特别是淋巴结受累的情况,PET 检查也有独到之处,而且有助于肿瘤的分期。

(二)胸腔镜诊断

当临床和放射学检查怀疑存在间皮瘤时,胸腔镜检查是最好的确诊方法。除了有手术禁忌证或是胸膜粘连的患者,均推荐进行胸腔镜检查,以便于明确诊断。

(三)病理学诊断

胸膜恶性肿瘤的组织学构成包括纤维细胞和上皮细胞成分。在诊断过程中,应该首选胸腔镜进行胸膜外观检查,同时进行多点、较深和组织量较大的活检,必要时可包括脂肪和(或)肌肉组织,以评估肿瘤的侵袭程度。胸腔镜检查可为 90% 的病例提供确切诊断。

(四)免疫组化细胞学检查

胸膜恶性肿瘤的诊断应基于免疫组化检查。免疫组化方法取决于间皮瘤的肿瘤亚型,是上皮样的还是肉瘤样的。

(五)血清标记物

血清间皮素相关蛋白(SMRP)是间皮素的一种可溶性结构。84% 的胸膜恶性肿瘤患者 SMRP 水平增高,部分患者(<2%)伴有肺或胸膜病变。

目前发现的可能有意义的血清标志物还包括糖类抗原 CA125、CA15-3 和透明质酸。骨调素也是胸膜恶性肿瘤的标志物。联合联测这些标志物对于改善 SMRP 检测的敏感性和特异性可能有价值。

(六)其他血液检查

胸膜恶性肿瘤患者特别是进展期患者经常表现为非特征性贫血、血小板增多症、红细胞沉降率增高和微球蛋白水平增高。随着疾病进展,常有肝功能检测结果异常、血清蛋白减少及周围性水肿。

（七）肺功能检查

胸膜恶性肿瘤患者典型的肺功能异常表现为限制性通气功能障碍伴有最大呼气流速增大。若胸腔积液的量无变化,用力肺活量的改变可说明疾病进展或缓解。

（八）基因检测

有关的基因包括编码钙视网膜蛋白和 TTF1 的基因,可以鉴别胸膜恶性肿瘤和肺癌。

五、治疗

对于早期（Ⅰ、Ⅱ期）患者应以手术切除为主。术后辅助以放射治疗。对于中期（Ⅲ期）应以放射治疗为主,在肿瘤缩小后在考虑手术或者辅助化疗。对于（Ⅳ期）的患者,应以内科治疗为主,辅助以放射及姑息手术。在临床上因恶性胸膜肿瘤为少见肿瘤,故医生在决定治疗方案时主要考虑肿瘤的类型、分化情况、浸润范围及患者基础身体状况。手术在胸膜恶性肿瘤治疗中的地位仍然不确定,因为单纯手术治疗和放疗很难治愈,一般患者都在 2 年内死亡。故多学科治疗目前受到重视。

（一）外科治疗

手术目的是通过去除脏层肿瘤组织以解除压迫所致肺不张。通过去除壁层肿瘤组织可缓解限制性通气不足和胸壁痛。这一过程可通过开胸手术或闭合式电视辅助胸腔镜手术来完。胸膜部分切除术/剥离术达不到治愈目的,但能缓解症状,特别是对于化学性胸膜固定术无效、且有肺不张综合征的患者。

根治性手术的定义是从半侧胸廓去除所有肉眼可见的肿瘤。通过胸膜外肺切除术切除整个胸膜、肺、心包膜、隔膜,并进行系统淋巴结清扫,可达到此目的。

（二）化疗

培美曲塞是多种蛋白强有力的抑制剂,可以抑制包括胸苷酸合成酶和二氢叶酸还原酶等,这些酶都是 DNA 合成所必需的。一项多中心的Ⅲ期临床研究结果表明,联合用培美曲塞和顺铂长期治疗 448 例患者其中位生存期（12.1 个月）比单用顺铂（9.3 个月）中位生存期长,有效率为 41%（肿块缩小至少 50%）。

（三）放疗

胸膜恶性肿瘤对传统的放疗方法基本无效。对手术部位进行直接局部放疗能够预防肿瘤播散,放疗还能缓解胸壁疼痛。由于胸膜恶性肿瘤的播散特性（通常是播散到肺和叶间裂）降低了放疗的疗效。即使受累肺已经切除,放疗的效果也十分有限。对于胸膜恶性肿瘤患者实施放疗取得相对好的放疗方法是分次照射的改良强化放疗,该法在根治手术后应用其疗效比较可靠。虽然这种方法有助于控制局部复发,但仍有很多患者死于胸膜恶性肿瘤转移。

（四）靶向治疗

生物靶向药物治疗在肺癌、结肠癌和乳腺癌中显现出来疗效,但很少有研究适用于胸膜恶性肿瘤。目前已有研究对患有胸膜恶性肿瘤的患者进行试验的靶向药物治疗,药物包括以下几种:

（1）沙利度胺（抗血管生成药物）临床试验表明,接受治疗患者疾病稳定时间＞6 个月,中位生存期为 230 天。

（2）贝伐单抗（单克隆抗体，血管内皮生长因子抑制剂）有研究显示，采用顺铂＋吉西他滨进行治疗的情况下，如再联合贝伐单抗，并未提高疗效。

（3）吉非替尼：研究表明，吉非替尼对胸膜恶性肿瘤患者没有疗效。

（4）伊马替尼：现有研究提示，其对恶性间皮瘤无效。

（5）厄洛替尼：Ⅱ期临床研究未观察到患者客观缓解。

六、护理

（一）病情观察和护理评估

（1）评估患者咳嗽、咳痰、呼吸困难的程度、性质及频率。

（2）评估患者有无胸部疼痛，以及疼痛的部位和性质。

（3）观察患者胸腔积液是否伴随出现贫血貌、消瘦、恶病质，锁骨上淋巴结肿大等临床症状。

（4）评估患者的心理状态，有无对治疗不配合及抵触的情绪存在，有无情绪低落、悲观、沉默寡言等负性情绪。

（5）评估疼痛的性质、间隔时间及持续时间。

（二）胸腔积液的护理

（1）严密观察患者生命体征的变化，监测体温的波动。指导患者采取舒适的体位，以半卧或健侧卧位为主，抬高床头以利呼吸。

（2）胸闷气急时给予吸氧，氧流量控制在 2～4L/min，氧浓度 35％～40％，保证管道通畅无扭曲。

（3）指导患者有效呼吸及深吸气式排痰，保持呼吸道通畅，以保证机体重要脏器的氧气供给。

（4）指导患者进行有效而缓慢的腹式呼吸，并每天指导患者在睡前及餐前进行有效地咳嗽运动，每组 10 次深吸气式排痰，以保证患者高质量的睡眠及顺利完成进餐。

（5）鼓励患者适当下床活动，增加肺活量，以防呼吸功能退化。

（6）医生抽胸腔积液时做好配合，同时做好其术前、术后健康教育及基础护理工作。如患者进行胸腔壁式引流应按胸腔闭式引流常规进行护理。

1）加强对患者的巡视，观察引流管周围皮肤有无红肿、敷料有无渗出，如有需要及时更换。

2）保持引流导管通畅，防止导管滑落与扭曲，更换引流瓶时特别注意使用双钳夹闭导管，防止空气逸入胸腔导致气胸。

3）如需进行胸腔药物灌注，在灌注时要严格执行无菌操作，将药液预热后缓慢注入胸腔内，以减小对患者的刺激。同时在注药过程中密切观察患者有无疼痛、胸闷、心悸、出汗等症状，发现异常立即停止操作，并与医生配合及时给予对症处理，灌注完成后用 20ml 生理盐水冲管，然后夹闭引流管。

4）指导患者经常更换体位，以使药物均匀分布于胸腔，以达到最佳疗效。同时协助患者尽早下床活动，预防肺不张的发生。

5）在引流过程中，由于积液中含有大量纤维蛋白原，容易发生聚集而引起导管阻塞，所以如每日引流量较少时，应定时用生理盐水 250ml＋肝素 12500U 溶液 5～10ml 冲管防止管路发生堵塞。

6）应严密观察引流液颜色、量及性质并做好记录。

7）每日更换胸腔闭式引流瓶，严格无菌操作，避免逆行感染。

（三）疼痛的护理

1.应用芬太尼透皮帖时

护士正确指导其使用方法，粘贴部位应选择皮肤无破损、汗毛少和较平坦的前胸、后背等避开心前区，粘贴温水清洁局部皮肤，并待干，然后将芬太尼透皮紧贴在皮肤上并按压30秒，保证粘贴后的药物贴无皱褶、无气泡，并皮肤充分接触。芬太尼透皮贴有效使用期为72小时，72小时后重新选择部位后更换透皮贴。口服止痛药应加强对患者的药物知识介绍，指导患者正确的按时按量服用止痛药，并告知药物使用的安全性，消除大多数患者对止痛药易成瘾的顾虑，增强其治疗的信心，减轻其身体的痛苦。

2.止痛药物副作用的临床观察及护理

（1）恶心呕吐：如患者出现有恶心及呕吐应指导患者合理安排饮食，尽量做到清淡易消化，同时科学安排就餐时间，做到少量多餐。

（2）便秘：当患者使用大剂量止痛药物或长时间使用止痛药时，应鼓励患者在疼痛控制好的情况下适量的下床活动或增加活动量，指导患者多饮水，多吃新鲜水果及粗纤维蔬菜等以促进肠蠕动。同时指导患者及家属每日早晚为患者做腹部按摩，以增加肠蠕动，并养成定时排便的好习惯。

（3）嗜睡、头晕的护理：如患者因长期或大剂量服止痛药后产生头晕、嗜睡、精神萎靡不振的症状，护士应指导患者在服用药后卧床休息，并且告知患者及家属在下床活动时动作一定要缓慢，同时要留陪，加强预防跌倒及坠床的健康宣教工作。

（四）心理护理

（1）护士加强对患者的巡视，积极与患者及家属沟通。耐心倾听患者的主诉，主动关心患者，积极为患者介绍有关疾病化疗及放疗的一些基本知识，如本疾病治疗效果、治疗期间注意事项、放化疗副反应以及口服或外用止痛药物的使用方法，作用及注意事项等。

（2）做好家属的思想沟通工作，消除家属顾虑，让家属真正融入对患者的护理中，为患者提供亲人的关心、亲情的支持使患者能积极配合的治疗，消除患者后顾之忧。

（3）医院应为患者提供舒适安全的住院环境，尽量避免及减少各种不良因素的刺激，积极指导患者进行正确的呼吸运动。引导患者使用，渐进放松法、意念治疗法、分散注意力等进行自我调节，以减轻和缓解疼痛，稳定患者情绪，增加患者舒适感，以树立坚强的抗病信念。

第五章 乳腺癌患者的护理

第一节 乳腺癌概述

一、乳腺癌的流行状况

乳腺癌是全球女性最常见的恶性肿瘤。据世界卫生组织国际癌症研究中心的估计,2008年全球女性乳腺癌新发病例达 138 万,占全部女性恶性肿瘤发病的 22.9%,46 万女性因乳腺癌死亡,占所有恶性肿瘤死亡的 13.7%,占所有女性死亡的 1.7%。

乳腺癌的发病在全球的分布差异十分显著。多年来,乳腺癌一直在工业化程度高的发达国家处于高发状态,西欧、北欧、北美是全球最高发的地区,中国女性乳腺癌的发病和死亡水平很低,20 世纪 90 年代以来我国乳腺癌发病和死亡水平在迅速上升。

乳腺癌罕见于青春期女性,在育龄期也不常见,但到了 45 岁左右发病率随着年龄的增长迅速增高,全球约 70% 的乳腺癌病例发生在 45 岁以上。

二、乳腺癌病因

对于乳腺癌的病因,国内外已开展了大量的研究工作,但大部分病因仍不甚明确。可以肯定的是,乳腺癌的病因和发病机制十分复杂,乳腺癌的全球地理分布差异巨大,是遗传因素、生活方式和环境暴露等多种因素及其相互作用的结果。基因学、流行病学和实验室研究已建立了乳腺癌发病的基因改变和致癌动力学的随机模型。

(一)家族史和遗传因素

乳腺癌有明显的家族敏感性。女性乳腺癌最重要的特征基因是 BRCA-1 和 BRCA-2,与乳腺癌关联最强的遗传事件是 BRCA-1 或 BRCA-2 突变综合征。这些基因的遗传性改变,会导致极高的乳腺癌和卵巢癌的相对危险度。发生在 BRCA-1 突变携带者的乳腺癌更多的是雌激素受体(ER)阴性、孕激素受体(PR)阴性、HER-2/neu 受体阴性。乳腺癌家族史亦由与激素代谢和调节、DNA 损伤和修复相关的低外显率基因所致。已有证据表明,参与雌二醇生物合成基因的多态性,特别是 CYP-19,与乳腺癌风险增高有关。上述突变基因的携带者,其一生累积患乳腺癌风险可能超过 50%。但这些基因的突变在一般人群中罕见,仅能解释 2%~5%的乳腺癌病例的病因。

(二)内源性雌激素

雌激素和孕激素水平是乳腺癌细胞生长繁殖的基础。乳腺癌危险度随着卵巢活动周期数量的累积而增高,月经初潮年龄小、绝经晚、高龄生育的女性患乳腺癌危险度增高,哺乳可以降低乳腺癌发病风险。

（三）外源性雌激素

最近的研究结果对口服避孕药（OC）和雌激素—黄体酮联合的激素替代疗法（HRT）引起乳腺癌危险度的上升加深了认识，认为绝经状态的暴露时间是重要因素。绝经前使用会使危险性上升，绝经前同时使用 OC 和 HRT 者与长期使用 HRT 者的危险性上升明显；绝经后 65 岁以上的女性 OC 或 HRT 的相对危险度几乎为零。说明绝经后随着时间推移，有害效应逐渐减低。

（四）放射暴露

电离辐射暴露于乳腺癌发生的危险度之间已经建立起了关联。对广岛和长崎原子弹爆炸后幸存者、对进行过肺结核荧光透视的患者和对患有压疮、癣、胸腺增大、产后乳腺炎或霍奇金淋巴瘤等接受过胸部及上半身放疗的女性，持续观察到乳腺癌危险度的增加。接受放射暴露时的年龄越小，乳腺癌危险度就越大。关于乳腺癌患者采用乳腺肿瘤切除术联合放疗（L-RT）相比乳腺切除术是否会增加继续发展乳腺癌或者恶性肿瘤的危险度，研究发现，继发恶性肿瘤的危险度没有显著差异。

（五）乳腺良性疾病

乳腺良性疾病（BBD）是一系列异质性乳腺病变的总称。乳腺良性疾病在形态学和病理学特征上各不相同，但都伴随不同的乳腺癌发病风险。患有乳腺纤维囊性疾病、纤维腺瘤、非典型性增生的女性，乳腺癌风险较高。

（六）肿瘤的分子遗传学特征

雌激素和孕激素对细胞生长和发育的作用是通过雌激素受体来调节的，ER 和 PR 的表达对于癌症来说非常重要，有两个原因。

（1）表达这些受体的肿瘤往往分化得更好，这些患者一般会有较好的预后。

（2）ER 和 PR 的表达可以很好地预测肿瘤对激素治疗的反应。

HER-2/neu 是一种原癌基因，在约 20% 的乳腺癌病例中出现扩增。多数研究表明，这种基因的扩增在淋巴结转移的患者中与不良预后和化疗效果有关。肿瘤细胞中 HER-2/neu 的情况很重要，因为它可以预测人源化抗 HER-2/neu 抗体治疗是否对该患者有效。

（七）乙醇摄入

乙醇摄入与乳腺癌的关系已得到较为一致的确认，危险度随着乙醇摄入的增加而增加。饮酒会影响体内激素代谢，增高乳腺癌发病风险。

（八）体重和运动

体重增加和肥胖是普遍公认的乳腺癌危险因素，伴随体重增加，危险度也增加。长期静坐的生活方式是一项危险因素，运动可以减少乳腺癌的风险，尤其是生育过的年轻女性。运动量与乳腺癌发病率之间存在着负相关，平均降低 30%～40%。

（九）其他未经证实或结果不一致的影响因素

包括流产、吸烟、职业、环境、化学暴露以及饮食。就目前流行病学研究来说，多数膳食因素的证据并不一致。

第二节 乳腺癌患者的治疗与护理

一、诊断

应当结合患者的临床表现、体格检查、影像学检查、组织病理学等进行乳腺癌的诊断和鉴别诊断。

(一)临床表现

早期乳腺癌不具备典型症状和体征,不易引起患者重视,常通过体检或乳腺癌筛查发现。以下为乳腺癌的典型体征,多在癌症中期和晚期出现。

1.乳腺肿块

80%的乳腺癌患者以乳腺肿块首诊。患者常无意中发现肿块,多为单发,质硬,边缘不规则,表面欠光滑。大多数乳腺癌为无痛性肿块,仅少数伴有不同程度的隐痛或刺痛。

2.乳头溢液

非妊娠期从乳头流出血液、浆液、乳汁、脓液,或停止哺乳半年以上仍有乳汁流出者,称为乳头溢液。引起乳头溢液的原因很多,常见的疾病有导管内乳头状瘤、乳腺囊性增生症、乳腺导管扩张症和乳腺癌。单侧单孔的血性溢液应进一步检查,若伴有乳腺肿块更应重视。

3.皮肤改变

乳腺癌引起皮肤改变可出现多种体征,最常见的是肿瘤侵犯 Cooper's 韧带后与皮肤粘连,出现"酒窝征"。若癌细胞阻塞了淋巴管,则会出现"橘皮样改变"。乳腺癌晚期,癌细胞沿淋巴管、腺管或纤维组织浸润到皮内并生长,形成"皮肤卫星结节"。

4.乳头、乳晕异常

肿瘤位于或接近乳头深部,可引起乳头回缩。肿瘤距乳头较远,乳腺内的大导管受到侵犯而短缩时,也可引起乳头回缩或抬高。乳头湿疹样癌,即乳头 Paget's 病,表现为乳头皮肤瘙痒、糜烂、破溃、结痂、脱屑、伴灼痛,致乳头回缩。

5.腋窝淋巴结肿大

隐匿性乳腺癌乳腺体检摸不到肿块,常以腋窝淋巴结肿大为首发症状。医院收治的乳腺癌患者 1/3 以上有腋窝淋巴结转移。初期可出现同侧腋窝淋巴结肿大,肿大的淋巴结质硬、散在、可推动。随着病情发展,淋巴结逐渐融合,并与皮肤和周围组织粘连、固定。晚期可在锁骨上和对侧腋窝摸到转移的淋巴结。

(二)乳腺触诊

绝经前妇女最好在月经结束 3～5 天后进行乳腺触诊。大多数乳腺癌触诊时可以触到肿块,此类乳腺癌容易诊断。

(三)影像学检查

1.X 线诊断

乳腺 X 线检查可降低受检人群乳腺癌死亡率。全乳数字化钼靶检查比常规乳腺钼靶检查曝光剂量低而组织细节分辨率更高,可进一步提高钼靶诊断的敏感性。但乳腺 X 线检查对年轻乳腺组织穿透力差,一般不建议对 35 岁以下、无明确乳腺癌高危因素,或临床体检未见异常的女性进行乳腺 X 线检查。

2.乳腺超声检查

对乳腺组织致密者以及丰满型乳腺的深部病变应用超声检查较有价值,可以作为乳腺 X 线检查的联合检查措施。肿块较小时,可在超声引导下行乳腺肿块穿刺活检。

3.乳腺磁共振成像检查(MRI)

乳腺 MRI 诊断进展迅速,能发现钼靶、B 超及临床检查阴性的乳腺癌。文献报道,MRI 发现乳腺恶性疾病的敏感性是 $94\%\sim100\%$,特异性为 $53\%\sim97\%$,是公认最敏感发现小叶癌的影像学方法,对多中心、多灶性病变的检出率高于其他方法。MRI 可用于乳腺癌分期评估,确定同侧乳腺肿瘤范围,判断是否存在多个病灶或多中心性肿瘤。同时,有助于评估新辅助治疗前后肿瘤范围、治疗缓解状况,以及是否可以进行保乳治疗。

4.正电子发射体层显像(PET)

对于复发或转移性乳腺癌,PET 可检出 67% 常规影像学检查(如 CT 检查、MRI 和骨扫描)阴性或难以发现的远处转移灶。

(四)病理学检查

活检标本的病理学结果是最终诊断依据。切除活检时应先做快速冷冻切片检查,如为恶性则行根治性手术,术后标本应作激素受体测定。如无快速冷冻切片条件,可在病理证实后 $2\sim4$ 周内再行手术。

(五)组织病理学诊断

1.乳腺癌 TNM 分期(表 5-1)

表 5-1　乳腺癌 TNM 分期

原发肿瘤(T)	
TX	原发肿瘤不能确定
T0	没有原发肿瘤证据
Tis	原位癌
T1	肿瘤最大直径≤2cm
T2	肿瘤最大直径>2cm,但≤5cm
T3	肿瘤最大直径>5cm
T4	无论肿瘤大小,直接侵及胸壁或皮肤
区域淋巴结(N)	
NX	区域淋巴结不能确定(例如曾经切除)
N0	区域淋巴结无转移
N1	同侧腋窝淋巴结转移,可活动
N2	同侧腋窝淋巴结转移,固定或相互融合或缺乏同侧腋窝淋巴结转移的临床证据,但临床上发现,影像学检查(淋巴结闪烁扫描除外)、临床体检或肉眼可见的病理异常

N3	同侧锁骨下淋巴结转移伴或不伴有腋窝淋巴结转移;或临床上发现同侧内乳淋巴结转移和腋窝淋巴结转移的临床证据;或同侧锁骨下淋巴结转移伴或不伴腋窝或内乳淋巴结转移
远处转移(M)	
MX	远处转移无法评估
M0	无远处转移
M1	有远处转移
分期分组	
0 期	Tis、N0、M0
Ⅰ 期	T1、N0、M0
Ⅱa 期	T0、N1、M0;T1、N1、M0;T2、N0、M0
Ⅱb 期	T2、N1、M0;T3、N0、M0
Ⅲa 期	T0、N2、M0;T1、N2、M0;T2、N2、M0;T3、N1~2、M0
Ⅲb 期	T4、N0、M0;T4、N1~2、M0
Ⅲc 期	
Ⅳ 期	任何 T、N3、M0
	任何 T、任何 N、M1

2.乳腺癌分子分型

2000 年,Perou 等首先提出了乳腺癌分子分型的概念,根据基因表达谱的异同,肿瘤可被分为两个大的分子类型:ER 阳性和 ER 阴性。ER 阳性的基因表达特征类似于乳腺管腔上皮细胞.因此被称为腔面型,K1-67 阳性表达率高,反映肿瘤细胞增殖活性强、恶性程度高、患者预,后差。迄今为止,被公认的如下分子分型主要为 4 型:腔面 A 型、腔面 B 型、HER-2 过表达型和基底样型。

3.乳腺癌组织病理学分类

根据 WHO 乳腺癌组织病理学分类,乳腺癌可分为非浸润性和浸润性癌两大类。在浸润性癌中,导管癌较为常见,占 65%~80%。其余则被称为特殊类型癌。依据预后的好坏,又可将特殊类型癌分为预后良好、中等及预后不良 3 个亚类。

二、治疗

(一)治疗原则

乳腺癌应采用综合治疗的原则,根据肿瘤的生物学行为和患者的身体状况,联合运用多种治疗手段,包括局部治疗和全身治疗,从而提高疗效,改善患者的生活质量。

(二)手术治疗

乳腺癌手术范围包括乳腺和腋窝淋巴结两部分。乳腺手术有肿瘤扩大切除和全乳切除。腋窝淋巴结可行前哨淋巴结活检和腋窝淋巴结清扫,除原位癌外均需了解腋窝淋巴结状况。选择手术术式应综合考虑肿瘤的临床分期和患者的身体状况。

（三）放射治疗

1.放疗在乳腺癌治疗中的主要目的包括以下方面

早期乳腺癌保乳手术后的根治性放疗；早期患者选择性的乳房切除术后胸壁和区域淋巴结的术后放疗；局部晚期患者综合治疗的手段之一；局部区域性复发患者的挽救治疗；转移性患者的姑息性放疗。

2.与新辅助化疗的目的相似

术前放疗也可以在一部分患者中起到降低作用以提高乳房保留比例或使不可手术患者获得手术机会。术前放疗的区域一般包括患侧全乳和锁骨上腋窝淋巴引流区。

3.乳腺癌放疗主要技术

可选择常规放射治疗或适形调强放射治疗。调强适形放射治疗需在 CT 图像上逐层钩划靶区和危及器官，以减少乳腺内照射剂量梯度，提高剂量均匀性，改善美容效果；降低正常组织如肺、心血管和对侧乳腺的照射剂量，降低近期和远期毒副作用。采用正向或逆向调强放射治疗计划设计（仍以内切野和外切野为主）。年轻、乳腺大的患者可能受益更大。CT 扫描前要用铅丝标记全乳腺和手术瘢痕，以辅助 CT 确定全乳腺照射和瘤床补量的靶区。和二维治疗相比，基于 CT 定位的三维治疗计划可以显著提高靶区剂量均匀性，减少正常组织不必要的照射。对于特殊解剖患者的射野衔接具有优势。采用常规定位时，也建议在三维治疗计划系统上优化剂量参考点，选择楔形滤片角度，评估正常组织体积剂量，以更好地达到靶区剂量的完整覆盖，降低放射损伤。

4.照射靶区

包括锁骨上/下野、胸壁野、腋窝照射野、内乳区。

5.照射剂量

预防性照射DT50Gy/5周/25次，可应用电子线和X线混合线照射，以减少肺尖的照射剂量，并与乳腺切线野衔接。电子线照射时可应用全胸壁垫补偿物，以提高胸壁表面剂量。常规应用B超测定胸壁厚度，并根据胸壁厚度调整填充物（组织补偿物）的厚度，并确定所选用电子线的能量，减少对肺组织和心脏大血管的照射剂量，尽量避免放射性肺损伤。

（四）化学治疗

乳腺癌是实体瘤中应用化疗最有效的肿瘤之一。化疗可用于复发病例，也可用于术后的辅助治疗及术前新辅助治疗。对患者基本情况（年龄、月经状况、血常规、重要器官功能、有无其他疾病等）、肿瘤特点（病理类型、分化程度、淋巴结状态、HER-2 及激素受体状况、有无脉管瘤栓等）、治疗手段进行综合分析，因时制宜、因人制宜，选择合适的综合治疗手段，个体化用药。

1.化疗方案

首选含蒽环类药物联合化疗方案，常用的有：CA(E)F,A(E)C(C 环磷酰胺、A 多柔比星、E 表柔比星、F 氟尿嘧啶）；蒽环类与紫杉类药物联合化疗方案：如 TAC(T 多西他赛）；蒽环类与紫杉类序贯方案：如 AC-T/P(P 紫杉醇）或 FEC-T；老年、较低风险、蒽环类禁忌或不能耐受的患者可选用非蒽环类联合化疗方案：常用的有 CMF(C 环磷酰胺、M 氨甲喋呤、F 氟尿嘧啶）或 TC(T 多西他赛、C 环磷酰胺）。

2.化疗注意事项

不同化疗方案的周期数不同,一般为 4～8 周期,若无特殊情况,不建议减少周期数和剂量,70 岁以上患者需个体化考虑辅助化疗;辅助化疗不与三苯氧胺或术后放射治疗同时进行;育龄妇女进行妊娠试验,确保不在妊娠期进行化疗,化疗期间避孕;所有化疗患者均需要先行签署化疗知情同意书。

(五)内分泌治疗

1.适应证

激素受体(ER 和/或 PR)阳性的早期乳腺癌。

2.药物选择与注意事项

(1)根据患者月经状态选择适当的内分泌治疗药物:一般绝经前患者优先选择三苯氧胺,亦可联合药物或手术去势。绝经后患者优先选择第三代芳香化酶抑制剂,通过药物或手术达到绝经状态的患者也可以选择芳香化酶抑制剂。术后辅助内分泌治疗的治疗期限为 5～10 年。

(2)三苯氧胺和芳香化酶抑制剂治疗失败的患者,可以考虑换用化疗,或者换用其他内分泌药物,例如:孕激素或托瑞米芬等。

(3)药物性卵巢去势:脑垂体促性腺激素释放的类似物,包括戈舍瑞林、曲瑞普林、醋酸亮丙瑞林等。

(六)靶向治疗

1.目前,针对 HER-2

阳性的乳腺癌患者可进行靶向治疗,主要药物是曲妥珠单克隆抗体。

(1)HER-2 阳性的定义:HER-2 基因过度表达;免疫组化染色 3＋、FISH 阳性或者色素原位杂交法(CISH)阳性;HER-2 免疫组化染色(2＋)的患者,需进行 FISH 或 CISH 检测 HER-2 基因是否扩增。

(2)注意事项:不与蒽环类药物同时使用,但可以与紫杉类药物同时使用。紫杉类辅助化疗期间或化疗后开始使用曲妥珠单克隆抗体;曲妥珠单克隆抗体辅助治疗期限为 1 年;曲妥珠单克隆抗体治疗期间可以进行辅助放射治疗和辅助内分泌治疗。

2.拉帕替尼拉

帕替尼是一种能同时抑制 HER-1 和 HER-2 的小分子酪氨酸激酶抑制剂,能够透过血脑屏障,对脑转移患者有一定疗效。

三、护理

(一)特殊药物护理

1.化疗护理

(1)乳腺癌的化疗方案中大多数抗癌药为发疱剂(如多柔比星),化学性静脉炎的发生率高,静脉的保护尤为重要。故输液通路应首选 PICC 或 PORT。

(2)蒽环类药物对心脏毒性较大,用药前后应常规行心电图检查,用药过程中需行心电监护,勤巡视,并备足抢救药品。

(3)由于脱发所致的"化疗特殊形象"是影响患者自尊的严重问题,因此,化疗前应把这一可能发生的问题告诉患者,使其有充分的思想准备。指导患者化疗前理短头发,购买适合自己的假发或柔软的棉帽,告知脱发是暂时性的,停止化疗后头发可重新生长。脱发后,头皮会比较敏感,要注意保护头皮,不要使用刺激性的香皂、洗发水等。

2.赫赛汀用药的护理管理

研究发现25%～30%乳腺癌患者中有人表皮生长因子受体2(HER-2)的过度表达。靶向治疗药物赫赛汀其活性成分为曲妥珠单抗,是一种重组 DNA 衍生的人源化单克隆抗体,是第一个针对 HER-2 阳性乳腺癌的以癌基因为靶点的药物,赫赛汀的应用将早期 HER-2 阳性乳腺癌患者的无病生存率提升至80%左右,但此药价格昂贵,药物配制保存要求高,配好的药液可在28天内多次使用,一疗程为52周,每三周一次,用药时间长、次数多,有特殊不良反应,并且该药参与慈善捐赠项目,涉及较多管理细节,使该药临床护理管理要求提高。

(1)赫赛汀管理规范:根据临床护理经验.针对该药用药特点.赫赛汀用药的管理首先要求加强培训,护士应掌握赫赛汀适应证、用法、不良反应、溶液配制知识,用药资格准入制,经过培训并且考核合格的护士方可使用。制定特殊药物管理规范,专人接收药物。交接已开启药物时,与患者当面核对药物性状,药液应为无色至淡黄色的透明液体,无结冰,检查药物开启日期、已使用量及剩余量,确认配制好的溶液未超过28天。交接未开启的新药时,检查两支药是否为同一批号,若不是则提醒医生分两组输液。双人把关药物剂量,一人计算,一人复核。配制溶液时责任护士应在一旁监督。采用严格的无菌操作,先用20ml 无菌注射器吸入配送的20ml 灭菌注射用水(含1.1%苯乙醇),沿瓶壁缓慢注入粉末药瓶中,静置片刻,配制成的溶液为无色至淡黄色的透明液体。溶解时不能用力振摇,持瓶颈轻旋转,注意勿产生泡沫,使其完全溶解。准确抽取所需溶液的体积,例如抽取16.2ml用20ml 和1ml 注射器分别抽取16.0ml与0.2ml,缓慢加入0.9%氯化钠250ml 输液袋中,轻轻翻转输液袋混匀,防止气泡产生,并注意观察有无颗粒产生或变色。不能使用5%的葡萄糖溶液溶解,因其可使蛋白聚集,致使药物失效。对苯甲醇过敏的患者,必须使用无菌注射用水配制,只能用于单剂量输液。剩余的药液瓶盖消毒后用瓶口贴覆盖,于冰箱中2～8℃保存。护士在药盒上盖内侧写上患者的名字、启用日期、已使用毫克数及毫升数、剩余毫克数及毫升数,双人核对后签名。治疗当天,由责任护士负责将剩余药物交还给患者保管。首先交还剩余药物,与患者当面核对药物性状,为患者准备好冰包,以便低温保存药物,讲解运输及保管注意事项。然后交还已使用的空药瓶、药盒,嘱咐患者妥善保管以备回收,凭此领取赠药。

(2)准确用药:有研究资料表明,超过40%的患者在赫赛汀首次治疗时出现寒战、发热等症状。用药前30分钟遵医嘱给予糖皮质激素如地塞米松5mg 静脉输注,可有效预防该不良反应发生。一旦输注液配好应立即使用。首次静脉输注90分钟以上。观察患者有无发热,寒战或其他不适,全程心电监护。出现反应,立即停止输注,将药物保存于2～8℃冰箱内,如症状消失24小时内可继续输注。如果患者在首次输注时耐受性良好,后续输注可改为30分钟。输注前后均用0.9%氯化钠溶液冲管,保证剂量准确。

(3)不良反应的观察及护理对策

1)发热的护理:最常见的不良反应是发热和寒战,且多发生于给予负荷剂量时,发生率为40%,多具有自限性。主要表现为寒战、高热、畏寒。护士密切观察患者体温变化,轻、中度症状无须特殊处理,嘱患者多饮水,若体温超过 39℃,可物理降温,必要时应用解热镇痛药及抗过敏药物缓解症状。

2)胃肠道反应的护理:恶心、呕吐,症状较轻,发生率为 5％～10％。告知患者注意避免不良气味的刺激,指导少食多餐,多食高维生素的合胃口饮食,必要时应用止吐药。

3)神经系统毒性反应的护理:神经系统毒性反应,表现为头晕、头痛,睡眠欠佳等。护士应多关心患者,保持病房安静,嘱患者多休息,必要时给予百服宁口服。

4)呼吸系统症状的护理:肺毒性为严重不良反应,较少见。表现为输注赫赛汀后出现气促、咳嗽、不能平卧、面色发绀、呼吸困难症状,血氧饱和度进行性下降,CT 显示双肺间质性炎症。遵医嘱给予大剂量激素治疗,高流量吸氧,解痉止喘治疗两周后症状会逐渐消失。用药后观察患者呼吸,如有气促、咳嗽等症状,给予氧气吸入,及时通知医生。

5)心脏毒性的护理:赫赛汀使用中最严重的不良反应是心功能障碍,主要表现为无症状的左心室射血分数(LVEF)下降,赫赛汀与蒽环类药物合用或接受赫赛汀治疗前曾用过蒽环类药物的患者易发生。一旦患者出现心功能障碍,立即采用常规的心力衰竭治疗措施,如症状得到明显改善,可继续赫赛汀治疗。治疗过程中要严格控制输液速度,同时心电监护,一旦发现异常,可给予氧气持续吸入,按医嘱给予强心、利尿、扩血管等对症处理,密切观察血压、心率、心律的变化,指导患者绝对卧床休息,保持大便通畅,情绪平稳,输液速度宜慢,不宜超过 60 滴/分,在整个治疗过程中,要遵守严格筛选、严密观察、及时发现异常并处理、及时评价的原则。需要中断或停止赫赛汀治疗的不良反应包括:充血性心力衰竭、左心室功能明显下降、严重的输注反应和肺部反应。

(4)健康教育

1)妥善保存:首次用药时,责任护士负责讲解注意事项,发放健康教育宣传单,督促患者备齐冰包、温度计,以备运送途中使用。指导患者将药物放置于 2～8℃下冰箱中贮存。本药禁止冷冻,冻溶过的药物蛋白质变性会造成效价降低。在冰箱存放时不能贴壁,不能放在冷冻室,平时将冰包内的冰块冷冻保存,如遇停电,可将药物保存在冰包里。冰箱内温度应定期监测,冰箱内存放的剩余药液不必反复取出检查,避免污染。

2)当面交接:反复向患者强调,每次交接药物必须首先交接剩余药品,责任护士接收药物,当面点清。因药物贵重,单支价格为 24 000 元,患者常常托付多人保管药物,但在多次转接中更容易出错。

3)协助患者申请赠药:使用赫赛汀 2 个月内,指导患者备齐证件邮寄到中国癌症基金会赫赛汀患者援助项目办公室进行入组申请。成功入组后,指导患者备齐证件、已用完的药盒及空瓶到定点药房领取赠药,认真填写项目随访领药手册。

3.诺雷德用药的护理管理

诺雷得(醋酸戈舍瑞林)是一种注射用的促黄体生成素释放激素类似物(LHRHa)。它可以抑制性激素的分泌(睾酮和雌二醇),从而使激素敏感性肿瘤萎缩,应用于绝经前激素受体阳性乳腺癌患者药物去势治疗,还可用于前列腺癌、子宫内膜异位症。诺雷德是一种长效的激素制剂,可逆性抑制卵巢功能。

(1)准确用药:诺雷德为无菌、白色或乳白色圆柱形,含 3.6mg 的戈舍瑞林,供注射器单一剂量给药。成人:在腹前壁皮下注射 3.6mg 的注射埋植剂一支,每 28 天一次,以 75% 酒精消毒脐上下 5cm 左右的皮肤部位.按箭头指示打开包装,取出注射针。检查透明窗内的药物,小心沿箭头向外拉除红色夹卡,避免压出药物,取下针套,捏起腹部皮肤,形成皱褶,一手持针,呈 30°~40° 角,用皮下注射方法进针,不要排气,进针后推进活塞,完全推出药物,听到"咔哒"声后不再推进,针头自动弹入针筒,拔针后用无菌敷贴覆盖注射部位,按压 5 分钟。嘱咐患者不可挤压穿刺点,注射部位的轻度肿胀为正常现象,药物如有脱出请及时告知医务人员。

(2)不良反应护理

1)注射部位疼痛及出血的护理:诺雷德专用的注射针头相当于 16 号穿刺针粗细,所以注射时引起的疼痛比普通的皮下注射引起的疼痛程度大。首次注射的患者会因为看到注射针头而引起紧张、恐慌心理。注射前使患者卧位舒适,精神与肌肉放松。注射时设法分散患者的注意力。对一些全身营养状况差、腹部皮下脂肪少的患者,进针速度不能太快致使疼痛程度增加。如果必要可使用局部麻醉。由于诺雷德专用针头较粗,容易导致皮下毛细血管破裂出血,进针时避开腹部皮肤表面血管。还要注意观察患者有无凝血功能方面的异常。当药栓注入皮下,安全套下弹,拔针后用无菌敷贴覆盖注射部位,按压 5 分钟,观察局部有无渗血。

2)骨密度检测与护理:诺雷德最具有威胁的副作用是骨矿物质丢失。有报道表明,使用本药 6 个月后,椎骨矿物质密度平均下降 4.6%,在停止治疗后 6 个月,可逐步恢复到与基线相比平均下降 2.6% 的数值。患代谢性骨骼疾病的妇女应慎用本药。用药期间应定期检测骨密度,指导患者适当地摄取钙质和维生素 D,或者同时骨保护剂进行治疗,减少因雌激素降低引起的骨质疏松;规律的运动如散步、骑自行车等可以促进血液循环,维持肌肉的良好张力,刺激骨细胞的活动。

3)类绝经期症状的护理:雌激素下降的主要表现为潮红、潮热、性欲下降、阴道干燥等。出现时间及持续时间不等,多为早期治疗期间。患者有时会感到胸部向颈及面部扩散的阵阵上涌的热浪。一般潮红与潮热同时出现,多在黄昏或夜间,活动、进食、穿衣等热量增加的情况下或情绪激动时容易发作,影响情绪、睡眠,一般不需停药,首先告知患者这是药物反应,停药后反应消失,消除患者疑虑。个别患者还会出现情绪变化,用药期间应注意与患者沟通,缓解心理压力,正确对待性生活等。

(二)放射治疗的护理

1.皮肤表现

乳腺癌放疗的常见不良反应来自受照射的正常器官。放疗 8~10 次后,皮肤色泽开始发红,颜色逐渐加深,同时皮肤略有水肿,毛孔略显粗大,这是放疗期间可能出现的正常副反应。在治疗结束时,一般皮肤色素沉着较明显,有些地方会出现皮炎,大部分皮炎不伴破溃和渗出,被称为"干性皮炎",少数个体敏感性高的患者或因肿瘤复发而需 6 周以上的根治剂量甚至同步化疗,此时在高剂量部位(往往也是复发病灶所在区域)可出现皮肤的小范围破溃,被称为"湿性皮炎"。对于皮肤反应,可遵照以下方式处理。

(1)保持干燥,照射野皮肤避免摩擦并保持腋窝处的透气、干爽、站立或行走时患者宜穿宽松衣袖的柔软、吸湿性强的棉质衣服,保持患侧手叉腰动作;卧位时患者宜将患肢上举置于头顶,使腋窝处尽量敞开。

(2)涂抹比亚芬保护局部照射野皮肤,大面积胸壁放疗或腋窝皱褶及潮湿处皮肤放疗,易出现一定程度的皮肤反应,如出现Ⅰ度皮肤反应(干性皮炎)可局部继续涂抹比亚芬,出现Ⅱ度皮肤反应(湿性皮炎)可使用重组人表皮生长因子衍生物(金因肽)外喷,也可给予"烧伤三号"纱布湿敷或涂抹美宝湿润烧伤膏,若湿性皮炎范围较大,须短期应用糖皮质激素和抗生素,以加速愈合,避免继发感染。

(3)日常护理注意温水洗浴,局部皮肤不可使用热水、肥皂、乙醇,不可粘贴胶布。放疗标记线如有模糊,及时请医生填补。外出时打伞防晒。照射野区皮肤刺痛、瘙痒可轻拍,不可搔抓。放疗的皮肤反应,应注意:放射性皮炎一般在治疗结束后两周左右开始恢复,保乳术后放疗的皮肤反应在治疗结束后三个月应仅剩轻度皮肤色素沉着,之后受照射乳房质地应与对侧接近,若显著发硬则不属于正常反应;若治疗不到4周出现湿性皮炎,或在湿性皮炎的基础上出现大面积的皮肤溃疡且经久不愈,而此部位并非肿瘤存在的部位,仅进行了预防性处理,则需要高度警惕。

2.放射性肺炎

患者出现干咳、咳痰、发热、胸闷、气促等,需引起高度警惕,及时反馈给医生。放射性肺炎一定要在急性阶段及时诊断,遵医嘱用激素、抗生素治疗,必要时给予吸氧,严重者应暂停放疗,早期治疗可显著缓解患者症状。放疗期间及放疗后六个月内,患者应注意休息、保暖、预防感冒,因上呼吸道感染常可诱发放射性肺炎。

3.咽部不适

患者照射内乳区或锁骨上淋巴结引流区,会引起咽部不适,多为一过性,表现为短期咽痛、吞咽时有异物感。此时指导患者进食流质或半流质食物,禁食粗、硬、辛辣刺激性食物,忌食过热的食物,宜少量多餐,慢速进食,进食后吞服温开水,常饮菊花茶等清热解毒的饮品。

4.对乳腺癌脑转移行脑

放疗的患者,治疗中可出现颅内压增高。因此,应按照医嘱立即快速滴注甘露醇,必要时使用地塞米松,严密观察患者恶心、呕吐、头晕、头痛等情况。护士应评估脑转移患者颅内占位部位和可能出现的反应,如患者出现偏瘫等,护士不仅仅是在患者住院期间做好压疮预防,并且要教会患者和家属预防压疮的方法,以防止患者出院后在家里发生压疮。

5.对乳腺癌骨转移行骨

放疗的患者,要防止患者跌倒,可使用轮椅。

6.注意血象变化

每周行血常规检查,当白细胞计数$<3×10^9/L$时,应暂停放疗,并按医嘱给予升白细胞药物治疗,行紫外线消毒房间每日两次,限制探视等。当白细胞计数$<1×10^9/L$时行保护性隔离。

7.患肢经过放疗

更易出现水肿,故应继续进行患肢的功能锻炼和保护,必要时行向心性按摩。放疗结束后应持续保护照射野皮肤,时间视皮肤情况而定。

(三)乳腺癌骨转移的护理

乳腺癌是骨转移癌的第一位原因,而骨转移又是乳腺癌的第一位远处转移。乳腺癌之所以容易转移到骨骼,与骨骼的血液循环特征及骨组织与癌组织间的相互作用都有关系。硬膜外、椎体周围、胸壁(包括乳房所在部位)、腹壁、头部、颈部的经脉都是相互连通的,它们形成了一个庞大的、没有瓣膜限制血流方向的低压经脉网络。虽然正常情况下这一协同的血液是向心流动的,但在腹腔或胸腔压力升高时(如咳嗽、屏气用力等)血液可以逆向流动,静脉内的癌细胞更可通过这一网络直接进入某个轴骨,而不必经过先进人肺循环再进入体循环的正常途径。这是骨转移比肺转移更多见的主要原因。另外,这一系统还与门静脉系统、肺静脉系统、腔静脉系统有直接联系,这些部分的癌细胞也可以通过这个网络中的非正常血流而广泛传播。骨转移的好发部位一般是骨盆、腰椎、胸椎、肋骨、长骨、颅骨和颈椎。

乳腺癌的骨转移绝大多数都同时存在破骨与成骨两个过程,但多数都以破骨为主,表现为溶骨性转移。也有少数过程是以成骨为主,表现为顽固性或硬化性转移。只有少数骨转移基本只存在单一的过程。骨转移在早期不会有任何症状,形成病灶后,才会逐渐产生骨骼疼痛、局部压痛、活动能力下降等症状。骨转移经常是多发的。承重骨的病理性骨折和脊髓压迫等严重后果则主要见于溶骨性转移。颅底的转移可以压迫脑神经而导致相应部位的瘫痪和感觉异常。

骨转移治疗的主要目的是缓解症状,避免或延迟严重并发症的出现,改善生活质量,并在此基础上延长生存时间。骨转移的治疗同样以内分泌治疗为首选,不适合内分泌治疗或者内分泌治疗无效的,以化疗为主要治疗。双磷酸盐类药物(如帕米磷酸盐和唑来膦酸)是溶骨性转移的辅助治疗药物。双磷酸盐进入人体内后会结合到被溶解的骨质表面,通过破坏骨细胞骨架和诱导破骨细胞凋亡等机制抑制骨溶解并保护或加速骨愈合过程。放疗主要用来控制骨转移造成的疼痛和快速控制骨转移的进展。骨破坏严重患者放疗常可以防止病理性骨折的发生,同时放疗还可以有效治疗因椎骨转移等原因造成的脊椎压迫症。

1.防止病理性骨折的护理

乳腺癌以溶骨性转移为主,它以骨组织的破坏吸收为特点,是由破骨细胞直接作用的结果。转移部位以脊柱和胸部骨转移最多,其次为骨盆,然后四肢,颅骨转移最少。有脊椎腰椎骨转移的患者,睡硬板床,睡姿和翻身时应保持颈椎、胸椎、脊椎和腰椎在同一轴线上,翻身时可由他人协助,自己变换体位时动作要缓慢轻巧,鼓励患者适当下床活动,根据病情和骨转移部位分别给予颈托和腰托,尽量减少长久坐姿和站立。有下肢骨转移的患者,要避免剧烈运动和负重,减少活动量,注意避免强烈震动和冲撞,如上下楼梯、摔倒。卧床时间长的患者,要防止肌肉萎缩及坠积性肺部感染和压疮的发生,防止坠床,必要时加床栏。

2.双磷酸盐用药护理

双磷酸盐既有治疗肿瘤的作用,又有明显的止痛效果,能选择性阻挡破骨细胞的骨溶解吸收作用,并诱导某些肿瘤细胞凋亡和抑制肿瘤新生血管形成,抑制羟磷灰石溶解,从而达到治疗骨转移的效果。药品一般放于 4℃冰箱内保存,使用时从溶解稀释到最后全部进入患者体内全过程不宜超过 24 小时。化疗和双磷酸盐治疗时每种药物分开静脉输注,给药途径一般采用中心静脉置管给药。所有患者在双磷酸盐治疗前,均需进行牙科检查和合适的预防性牙科处理,保持良好的口腔卫生,每餐后刷牙漱口,使用含氟口腔护理产品,患者治疗期间尽量避免口腔外科治疗,因有报道,在应用双膦酸盐时行拔牙或口腔外科治疗后,可发生骨坏死(主要是颌骨坏死）。双磷酸盐类药物很大程度上要从肾脏排泄,如出现发热感冒样症状、唇周四周发麻等,嘱患者适当增加饮水 1500ml/d,可降低药物对肾脏的毒性反应。另外双磷酸盐类药物快速静滴还可能引起低钙性抽搐,应注意预防。应用双磷酸盐类药物时,还可以同时应用枸橼酸钙和维生素 D,以加快钙质吸收和利用。

（四）癌性伤口护理

1.定义

癌细胞浸润上皮组织以及周围的淋巴管、血管,导致局部组织缺血缺氧坏死,形成皮肤溃疡,即称为癌性伤口,又称为恶性蕈样伤口。5%～10%的转移癌患者会出现癌性伤口,其中62%发生在乳腺癌。

2.病因

其直接原因是来自癌组织的蕈状或浸润,进而穿透皮肤或转移至皮肤所造成;肿瘤侵犯皮肤血管或淋巴管,恶性细胞阻塞皮肤毛细血管,或手术中肿瘤细胞播散至皮肤真皮,另外癌性伤口也可以由慢性溃疡或瘢痕癌变产生。而间接原因则有:癌症患者营养状况差、接受药物与放射线治疗以及活动减少。

3.疾病生理过程

最初出现孤立、无压痛的小结节,皮肤颜色改变,呈粉色、红色、紫色、蓝色、黑色甚至棕色,随着肿瘤细胞不断分裂,结节变大,影响皮肤的毛细血管和淋巴管,肿瘤不断生长,皮肤血供减少,出现皮肤水肿和坏死,肿瘤进一步侵犯深部结构,形成窦道和瘘管。癌症伤口的组织因受到肿瘤压迫与侵犯,以及癌细胞沿着血管与淋巴管扩张造成栓塞,导致伤口组织的血流、氧气和营养供应遭到阻碍,使得组织的生存力受损;而另一方面肿瘤本身增生的血管在结构上有缺陷,使得肿瘤内部的血液循环脆弱易受损伤,导致癌症伤口的组织内微血管的破裂与组织的坏死,并进而导致厌氧细菌的增生,这些病态的生理变化会带给患者伤口的感染、疼痛、出血、渗出物甚至会并有恶臭,而因为恶臭与癌症肿胀与敷料包扎所引起的外观改变则进一步造成患者的困扰,更会导致患者沮丧、焦虑、羞愧、窘迫与自我隔离等,且日常生活因更换敷料的次数、时间性、与复杂度导致活动与独立性受限,患者常会因此隐居在家,而造成家庭的进一步困扰。

4.癌性伤口的特征

具有恶臭、大量渗液、出血、疼痛、周围皮肤受损五大特点。

5.治疗

面对癌症患者身上的伤口,最重要的处理是确定此伤口是可治愈或是不能治愈的,因此伤口的组织病理检查是最重要的步骤。若伤口的组织病理确定为癌症伤口后,可考虑以局部与全身系统性治疗,例如:手术切除与整形重建、放射线治疗、化学治疗、内分泌治疗或生物治疗,这是让癌症伤口愈合最有效的方法。

（1）外科治疗:少数伤口可以进行外科治疗,但是常常因为感染、出血等原因使手术难以实施。

（2）化学治疗:可以减小肿瘤体积,依赖于肿瘤的敏感性。对于癌性伤口,不论是原发于皮肤,还是其他部位的肿瘤转移或侵袭所造成的,如果能够根治切除,手术治疗应当作为首选的治疗方式。但是绝大多数患者都属于肿瘤的晚期,已经丧失了手术治愈的机会。因此,化疗成为这类患者控制疾病进展,延长生存时间的一种选择,化疗又分为全身化疗和局部化疗。还有文献报道局部应用ⅠL-2进行治疗的。

(3)放射治疗:放疗是治疗癌性伤口的一种重要方法。可以减小肿瘤体积,控制渗出、出血和疼痛,达到杀伤肿瘤细胞、控制病灶进展的目的。

(4)光动力治疗、电化学治疗、中草药治疗:近年来文献还报道了其他一些治疗癌性伤口的方法,如光动力治疗和电化学治疗。前者需要应用能在肿瘤组织中聚集的光敏剂,然后用适当波长的光线照射并激活光敏剂,产生分子氧,杀伤肿瘤细胞。后者通过电流刺激(1300v/cm,1Hz)使肿瘤细胞对博来霉素的通透性增加,从而控制局部病灶。中草药对于处理癌性伤口的症状有着特殊的功效,文献报道的中药主要有生肌敛疮类:如紫草、生黄芪、当归、血竭、皂角刺、珍珠粉等;燥湿敛疮类:如五倍子、车前子、芫花、重楼、儿茶、苦参、蛇床子等;清热解毒类:常用生大黄、黄连、黄檗、黄芩、败酱草、蒲公英、金银花等;止血类:常用仙鹤草、白及、荷叶、大蓟、小蓟、侧柏叶等;止痛类:如延胡索、乌药、白屈菜、没药、乳香、罂粟壳等;抗癌类:如白花蛇舌草、半枝莲、石上柏、龙葵、蜂房等,这些中草药配制成洗剂或外敷药,对于控制癌性伤口的感染、出血、渗有一定的帮助。

6.护理

伤口护理的目的在于缓解症状而不是治愈。

(1)全面评估:对伤口作一般性的评估,包括:照片记录癌症伤口的部位、大小、深度、形状、颜色、感染状态、渗出物与出血情形、组织外露的类型,询问病史和治疗史、疼痛的病史和类型,观察是否有恶臭及其程度、伤口周围皮肤条件。评估对患者心理层面的影响,以及家庭状况,因为癌症伤口的照护是长期的问题,除了在医疗机构的照护外,家庭的连续照护是癌症伤口照护的一个重要环节,因此,评估患者在家中延续伤口照护的可行性,为照护癌症伤口时的重点之一。

(2)恶臭:恶臭与厌氧菌感染或肿瘤坏死有关,坏死组织和腐败的渗出物释放出腐胺、尸胺。局部清创切除、刮除、溶解清除细菌赖以生存的坏死组织风险较大,临床上较少采用。全身应用抗生素能控制细菌代谢产物引起的异味,但存在细菌耐药性等副作用。局部使用0.75%甲硝唑凝胶或粉剂能控制厌氧菌感染。银离子/卡地姆碘能覆盖阳性球菌和阴性杆菌,没有细菌耐药性,较长时间控制异味。活性炭敷料能吸收伤口挥发出来的有异味的化学物质。

癌症伤口的臭味常会引起患者的恶心与呕吐,且患者对此臭味并不会有"久而不闻其臭"的情形,而是持续性感受到臭味的存在,除造成患者心理层面的不良影响,对照顾患者的医护人员与家属也是一种不愉快的经验,因此癌症伤口臭味的环境控制是一个重要的课题,首先要及时清洗污染的衣物和床单,保证良好的通风,也可使用的除臭剂和空气清新剂,例如:室内放置活性炭,也可于室内放置其他与臭味相抗衡之味道,例如:一碗醋、清新剂、咖啡或精油香薰;但尽量避免使用过于刺激的香水,因会引起已有恶心之患者的不适。

(3)渗液:癌性伤口的大量渗液是由于肿瘤细胞可以分泌血管通透性因子,导致血管通透性增加,引起血浆蛋白和纤维素渗出,伴随伤口局部感染的炎症反应,引起组胺释放,作用于皮肤、黏膜,使其产生水肿、渗出,还与淋巴水肿、感染、心衰、低蛋白血症、药物相关。渗液管理遵循"SC"原则:CAUSE(原因)、CONTROL(控制)、COMPONENTS(成分)、CONTAINMENT

（封锁）、COMPLICATIONS（并发症）。

由于癌性伤口常有坏死组织，或合并感染，因此适当用生理盐水冲洗伤口对减少渗出和伤口异味有一定的帮助。但是冲洗伤口时是否使用聚维酮碘、过氧化氢、高锰酸钾稀释液等溶液仍有争议，因为这些溶液均具有一定的细胞毒性。是否需要使用伤口干燥剂存在争议。一方面癌性伤口的渗出物量多且较持续，使用干燥剂和高吸水性敷料难以长时间控制；另一方面，如果伤口过于干燥，伤口敷料会与创面粘连，更换敷料时会造成肉芽组织的损伤和疼痛，在癌性伤口更有造成创面出血的可能。同时过分干燥的伤口也失去了伤口湿性愈合的环境。同时，有研究表明，干燥的创面较湿性环境下的伤口更易发生感染。伤口引流或应用造口袋是控制这一问题的有效方法，同时能够减少更换敷料的频率。应用造口袋将肿瘤创面与周围隔离，不仅便于收集渗出物，而且减少了更换敷料的频率，使患者的痛苦大为减少，护理的强度也得到减轻，并且减少了伤口异味的挥发，而且保护了创面周围的正常皮肤。

（4）出血：癌性伤口是非常脆、易碎的组织，肿瘤侵犯血管会引起自发性大量出血，血小板减少也会引起出血。伤口护理应轻柔，禁止擦拭，并且指导患者及家属防止外伤。局部止血可使用可吸收性止血材料、肾上腺素、血管升压素、云南白药，也可使用 Stomahesive，它的成分为羧甲纤维素钠、明胶、果胶粉剂，可以促进创面凝血。硝酸银棒剂通过腐蚀和烧灼作用直接作用于出血点达到止血的目的，使用的时候必须十分小心，并且可能造成患者暂时的不适。

（5）疼痛：由于肿瘤压迫神经末梢，真皮暴露在空气中，换药过程中引起疼痛。伤口护理应轻柔洗净，禁止擦拭，禁止机械清创，禁用凉水冲洗，伤口局部使用吗啡凝胶或利多卡因能减轻疼痛，日常护理应避免创伤，合理使用三阶梯止痛药。

（6）伤口周围皮肤受损：癌性伤口周围常用瘙痒症状，并由此产生抓痕。瘙痒可使用薄荷膏等缓解症状，日常护理避免搔抓，避免进一步损害。

（五）淋巴水肿的护理

乳腺癌术后淋巴水肿的影响因素有：手术方式、放疗、伤口愈合情况、肥胖、腋窝和肩部广泛的复发转移。

（1）适时、合理的上肢功能锻炼，可以使腋窝部位各组织平展愈合于符合上肢生理活动的位置，可以最充分地发挥代偿机制的作用，防止畸形愈合和瘢痕收缩压迫造成或加重水肿。很多患者担心产生积液，往往在术后医生反复叮嘱要进行上肢功能锻炼时，患者不敢举起上肢，这实际上是一种冒险行为。要强调在医疗工作和患者日常生活中均应注意避免一切可能引起患侧上肢淋巴渗出增多或淋巴引流受阻的因素，如患侧上肢长时间下垂、受压、外伤、感染、利用患侧上肢采血、输液及用力甩动患侧上肢等。

（2）弹力袖带是一种机械性措施，依靠从外部增加作用力使上肢的组织内静脉压升高，从而减少淋巴液的产生并预防水肿生成。可以长期佩戴，特别是在上肢进行相对大量或较高强度活动、包括甩动时使用弹力袖带常可以有效避免水肿发生。这一方法对那些喜爱运动的病友是非常有用的。有研究表明，按摩疗法不能显著改善淋巴水肿。

（3）在预防措施中，手术切除范围和放疗技术的影响是最值得关注的。乳腺癌术后患侧上肢淋巴水肿的治疗目前还缺乏有效防范。在伴发感染时合理抗菌治疗是最有效的防范，但这并不能使水肿完全消失。应用一些扩张血管的药物或者利尿药物也可能有暂时疗效，但并不持久。弹力袖带可以作为一种辅助治疗方法,也可以采用其他一些机械性方法,包括合理的理疗,但没有任何方法的疗效是一劳永逸的。一些复杂的手术方法可能有一定疗效,但其价值还没有被公认。

(六)生育指导

乳腺癌是育龄女性中最常见的恶性肿瘤之一。据统计,全世界每年约有 220 万妇女发生乳腺癌,其中 25%～30% 的患者<50 岁。全球年轻乳腺癌患者的发病率近年来有明显上升的趋势。而亚洲人群中年轻乳腺癌患者比例则明显高于西方。随着治疗水平的提高,乳腺癌患者的死亡率会逐渐降低,生存期逐渐延长。但是,乳腺癌的治疗会直接损伤性腺或造成生育功能的自然减弱,使得乳腺癌患者在接受最佳治疗的时候影响生育功能,例如化疗和内分泌治疗等辅助治疗在提高乳腺癌患者生存率的同时,也会损害生育期患者的卵巢功能,导致提前绝经、闭经和不育,而卵巢功能衰退本身也可引起相关并发症如骨质疏松、心血管疾病等。对于年轻乳腺癌患者来说,不孕可能会非常沮丧,他们希望能够用一些干预措施来保持生育的状态,同时也想了解如何应对疾病相关的不良反应,如绝经期症状、骨质疏松、心血管问题以及心理症状等。

1.乳腺癌治疗对生育的影响

年轻乳腺癌患者的生育能力可能受到很多方面的影响。乳腺癌的综合治疗,如化疗可能会持续数月,生物靶向治疗或者内分泌治疗甚至可能持续数年,而在治疗期间,卵巢功能下降,有致畸的危险,所以在此期间禁止妊娠。化疗会直接损伤卵巢,导致闭经。卵巢损伤的程度决定了闭经是暂时性还是永久性的。化疗引起卵巢的损伤程度与患者的年龄和化疗药物的累积剂量有关。内分泌治疗的目的是通过降低体内雌激素水平或阻断 ER,从而抑制乳腺癌细胞的生长,所以它仅作用于对雌激素或孕激素有反应的肿瘤。他莫昔芬长期使用会出现潮热、盗汗、外阴瘙痒、阴道出血等不良反应,还会抑制排卵,引起月经失调,甚至增加子宫内膜癌的发生率,建议患者在治疗期间不能怀孕。黄体生成素释放激素(LHRH)类似物可抑制卵巢雌激素的产生,其中不良反应主要为闭经和绝经综合征包括潮热、盗汗、外阴干燥和骨质疏松。有研究表明,水溶性局部润滑剂可能对治疗阴道干燥有效,含激素的阴道药膏和药片也可能有效,但它们的安全性还不确定。所以,相关指南推荐年轻女性应该知晓有关化疗或者内分泌治疗引起的绝经症状的不同治疗方法的有效性和安全性。

2.生育愿望的保护

年轻女性普遍对乳腺癌治疗后的生育问题很关注,非常渴望得到相关方面的信息和资讯。他们在结束治疗后关于怀孕问题总是会产生很多顾虑,例如怀孕是否对胎儿产生影响? 孩子是否会因此患恶性肿瘤等。然而在乳腺癌患者中,有关于生育功能仍然缺乏有效而安全的方法。建议乳腺癌患者考虑生育问题的第一步是确定患者是否有生育意愿。患者应该了解各种治疗和提早绝经、不孕不育之间的关系,这样他们才能权衡保留生育的利弊。如果某些治疗效果好,但是后续导致不孕不育的危险比较高的话,一些患者会选择放弃生育。对于那些想要生育但又需要接受会导致提早绝经的系统性治疗的患者,保留生育功能的措施不可或缺。对于乳腺癌患者来说,如果治疗前不采取保留生育功能的办法,那么随着抗肿瘤治疗的进展,很可能对卵巢造成不可逆的损伤,导致提前绝经,这时再想怀孕就迟了。

现有的保护卵巢功能和保留生育能力的方法有化疗期间的激素疗法、卵子及胚胎冷冻保存、卵巢皮质切片冷存与移植等,但至今尚缺乏标准方案。

3.乳腺癌患者的妊娠和哺乳

妊娠是否会使乳腺癌患者预后变差,尤其是对于激素受体阳性的女性。目前尚无妊娠对乳腺癌复发和生存率影响的前瞻性研究。通常推荐乳腺癌患者至少等到治疗结束后 2 年再考虑怀孕,以避开复发风险高峰。激素受体阳性的女性患者,通常推荐服用他莫昔芬 5 年的治疗,这段时间内禁忌妊娠。有乳腺癌病史的女性,生育能力、妊娠转归的相关数据都较少。有统计表明,5%～15%的年轻乳腺癌患者在确诊后至少怀孕过 1 次,无证据表明乳腺癌会影响胎儿发育,甚至遗传给胎儿,也尚未发现后代中有出生缺陷。有孩子的乳腺癌女性可能希望亲自哺乳。局部治疗的程度会影响正常的乳腺解剖,从而影响乳腺分泌乳汁的能力。接受一侧乳房切除术的女性可以经对侧哺乳。

4.乳腺癌患者的避孕

治疗后女性如果想避孕可以采取多种避孕方法,但出于对乳腺癌预后考虑,不推荐乳腺癌患者改变激素水平来避孕。避孕套或者宫内节育器可以用于避免意外妊娠。

（七）体型修饰

乳房是女性美的象征,切除乳房往往给女性带来严重心理阴影,乳房再造术和佩戴义乳两种途径,能有效地填补女性乳房手术后的身体缺陷,恢复生活自信,重拾失乳女性风采。乳房再造术主要有以下三种方式。

1.假体乳房再造术

优点:手术简单,易操作,手术时间短。

缺点:扩张时间长,需 2 次手术,不适合难愈合性的创面,术后手感较差,外形不佳,不能耐受大剂量的放化疗以及乳房假体的感染、外露、破裂、渗漏、变形、包膜挛缩,术后悬垂感差。

2.皮瓣乳房再造术

优点:再造乳房容量体积较充足,形态好,可以消除难治性创面。

缺点:悬垂感较差,手术后背部有瘢痕,术后影响一定的肩背部运动功能,供区损伤较大。

3.游离横行下腹部皮瓣乳房再造术(游离乳房再造术)

优点:再造乳房容量体积很充足,色泽与乳房相近,形态好,质地柔软,悬垂感好,顺带腹部去脂减肥,术后不影响功能,供区损伤很小,术后可耐受正常的放化疗。

缺点:需吻合小血管,手术难度较高。

4.义乳,又称人工乳房、假乳房

是针对乳腺癌患者,做了切除手术后的替代品(假体的一种,区别于成人用品,为手术康复品)。义乳常用材质是固体医用硅橡胶,硅橡胶具有良好的生物相容性,对人体组织无刺激性、无毒性、无过敏反应、机体排斥反应极少;具有良好的理化特性,与体液以及组织接触过程中能保持其原有的弹性和柔软度,不被降解,是一种相当稳定的惰性物质。硅橡胶可分为热硫化型硅橡胶和室温硫化型硅橡胶两类。热硫化型硅橡胶可制成不同硬度的产品,是临床最常用的一种,可预先雕刻成形,义乳款式多样。佩戴义乳有很多好处。

（1）维持体型。硅胶义乳造型丰满,只要选择得当,完全可以恢复之前的完美体型。乳腺癌患者手术时切除的不仅仅是乳房,因病情需要,部分患者还有部分胸肌和皮下组织被切除,因此造成的胸部塌陷是比较严重的。义乳可以分别在上方或侧面进行了延伸和补充,不但填补了乳房的缺损,也填补了胸肌的缺损。

（2）减少因体型不对称而引起的颈椎、肩部、胳膊等疼痛。对乳腺癌患者来说,无论是单侧切除手术还是双侧切除手术,均能造成因缺失身体原来部分组织而造成体型不对称,从而会引起颈椎、脊椎、肩部、胳膊等部位的疼痛或变形。佩戴义乳后可得到有效弥补,硅胶义乳经科学计算,它的重量与未切除的乳房组织重量相近,从而达到维持身体平衡和协调的作用。

（3）提高自我形象及自信。佩戴合身的义乳不会出现令人尴尬的场面,可以正常跳舞、运动、游泳等而无须担心义乳移位;合身的义乳具有合适的形状和重量,放在稳当的位置,重塑正常美丽的外观,合适的义乳可当成身体的一部分。

（4）义乳的佩戴必须由熟练的专业人员指导,在伤口愈合后(一般是手术后 4～6 周)就可佩戴有重量的硅胶义乳。放疗期间及放疗后两个月,不建议佩戴义乳。试戴义乳时,患者最好携带紧身上衣,以便观察穿戴的效果,根据乳腺癌手术切除情况的不同需要佩戴不同造型的义乳。手术后初期,一些病友在胸围罩杯里填充海绵来维持身材外观,但由于海绵重量极轻,不能维持身体平衡,不适合长期佩戴。

（八）复查

治疗后 2 年内 3 个月复查一次,2 年后 6 个月复查一次,5 年后一年复查一次。

参 考 文 献

1.北京协和医院.临床护理常规[M].北京:人民卫生出版社,2012.

2.毕利萍,徐国镇.多形胶质母细胞瘤的综合治疗进展[J].医学综述,2014,20(4):649-650.

3.郝学华.心脏黏液瘤的外科治疗[J].哈尔滨医药,2013,33(2):88-89.

4.曹伟新,李乐之.外科护理学,第4版[M].北京:人民卫生出版社,2007.

5.柴树德,郑广钧.胸部肿瘤放射性粒子治疗学[M].北京:人民卫生出版社,2012.

6.陈爱菊.癌症患者放疗的心理护理[J].菏泽师专学报,1995(4):73-74.

7.陈惠祯.妇科肿瘤学.武汉:湖北科学技术出版社[M],2011:321-322,566,583.

8.陈腊金,林昭,膀胱癌术后膀胱灌注护理总结[J].实用中医药杂志,2012,28(10):878.

9.陈璐,癌症患者的心理疏导技术[M].北京:人民卫生出版社,2013.

10.陈少华,肖健香,鼻咽癌放疗后鼻咽大出血的观察及抢救配合[J].南方护理学报,2004,11(9):20-21.

11.陈世伦.多发性骨髓瘤[M].北京:人民卫生出版社,2004:99-104.

12.陈万青,郑荣寿,张思维,等.2003—2007年中国癌症发病分析[J].中国肿瘤,2012,21(3):161-170.

13.陈伟,刘永梅.拉帕替尼:作用于表皮生长因子受体的靶向抗肿瘤新药[J].药品评价,2012,9(12):10-12.

14.陈文彬,潘祥林.诊断学.第7版[M].北京:人民卫生出版社,2010.

15.陈晓燕,张鹏,癫痫患者拉莫三嗪血药浓度与疗效及剂量关系的研究[J].宁夏医学杂志,2014,36(4):35-37.

16.陈星华,丁国华.肿瘤溶解综合征高危患者的诊治进展[J].中国全科医学,2012,15(6):596-598.

17.陈秀萍,邱爽华,李彬燕.2例鼻咽癌同步放化疗因低钠血症突发昏迷的抢救及护理[J].吉林医学,2012,33(17):3773-3774.

18.陈艳才,林旭.以低钾血症为首发症状的恶性淋巴瘤1例[J].四川肿瘤防治,2005(03):143.

19.陈棹,陈薇,急性肿瘤溶解综合征[J].国际肿瘤学杂志,2006,33(9):710-713.

20.成守珍.ICU临床护理思维与实践[M].北京:人民卫生出版社,2012.

21.储大同.当代肿瘤内科治疗方案评价[M].北京:北京大学出版社,2010.

22.代荣钦,赵擎宇,肿瘤专科医院ICU细菌感染易感因素分析[J].河南大学学报(医学版),2008,27,(4):59-61.

23.戴显伟.肝胆胰肿瘤外科[M].北京:人民卫生出版社,2013.